Livre de bord de la migraine

AF354516

Lorsque vous pouvez identifier l'endroit où vous avez mal, cela peut vous aider à comprendre pourquoi vous avez mal. Ce livre peut vous aider à suivre l'évolution de vos symptômes et vous aider à trouver un soulagement efficace ou à décider si vous devez consulter un médecin.

Livre de bord de la migraine

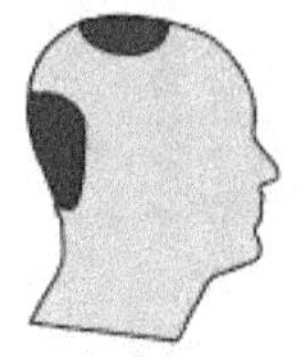 Cou

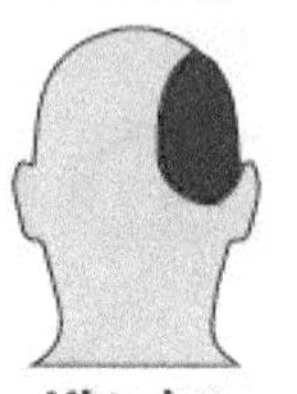 Migraine

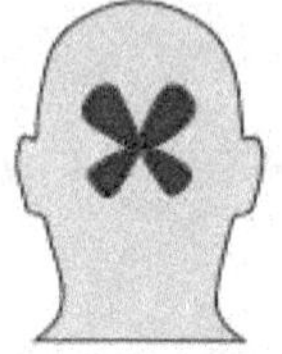 Sinus

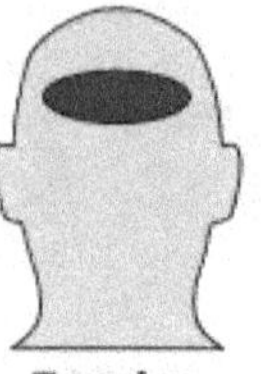 Tension

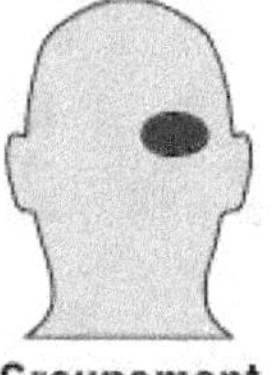 Groupement

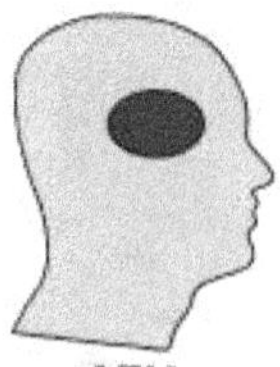 ATM

DATE: _______________   TEMPS [ ]: _____________   ___________

☐   ☐   ☐   ☐   ☐   ☐

Sévérité de la douleur

1	2	3	4	5	6	7	8	9	10

Déclencheurs

☐ La faim   ☐ Insomnie

☐ Lumières vives   ☐ Maladie

☐ Café   ☐ Fatigue

☐ Stress au travail   ☐ Odeurs/ Parfums

☐ Strss à la maison   ☐ Motion

☐ Repas sautés   ☐ Fatigue des yeux

☐ Anxiété   ☐ _______________

Mesures d'allègement

Médicament	
L'eau	
Sommeil	
Exercer	
Autres	
Autres	

Notes: _________________________________

Livre de bord de la migraine

Livre de bord de la migraine

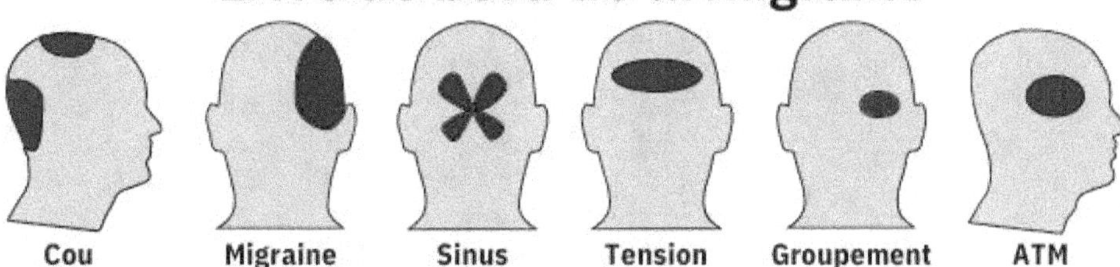

DATE: _________________ **TEMPS [ ]:** _________ _________

☐ ☐ ☐ ☐ ☐ ☐ 🌡️ _________

Sévérité de la douleur

1	2	3	4	5	6	7	8	9	10

Déclencheurs

☐ La faim	☐ Insomnie
☐ Lumières vives	☐ Maladie
☐ Café	☐ Fatigue
☐ Stress au travail	☐ Odeurs/ Parfums
☐ Strss à la maison	☐ Motion
☐ Repas sautés	☐ Fatigue des yeux
☐ Anxiété	☐ _________________

Mesures d'allègement

Médicament	
L'eau	
Sommeil	
Exercer	
Autres	
Autres	

Notes: _________________________________

Livre de bord de la migraine

Livre de bord de la migraine

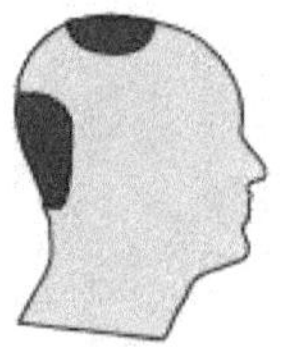 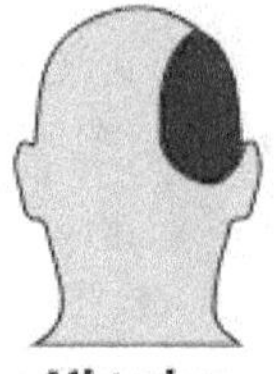 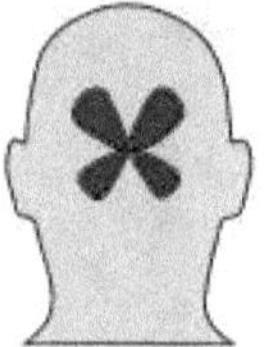 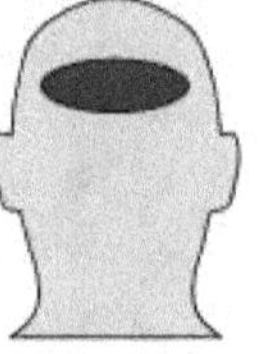 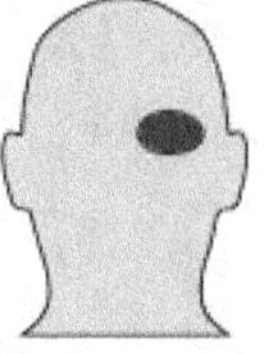 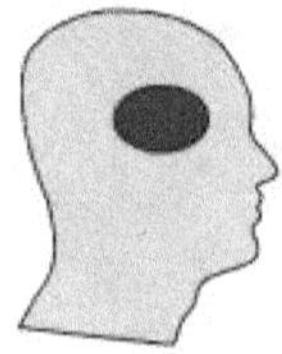

| Cou | Migraine | Sinus | Tension | Groupement | ATM |

DATE: _______________________ **TEMPS [ ]:** _______________ _______________

Sévérité de la douleur

1	2	3	4	5	6	7	8	9	10

Déclencheurs

☐ La faim   ☐ Insomnie

☐ Lumières vives   ☐ Maladie

☐ Café   ☐ Fatigue

☐ Stress au travail   ☐ Odeurs/ Parfums

☐ Strss à la maison   ☐ Motion

☐ Repas sautés   ☐ Fatigue des yeux

☐ Anxiété   ☐ _______________

Mesures d'allègement

Médicament	
L'eau	
Sommeil	
Exercer	
Autres	
Autres	

Notes: ____

Livre de bord de la migraine

Livre de bord de la migraine

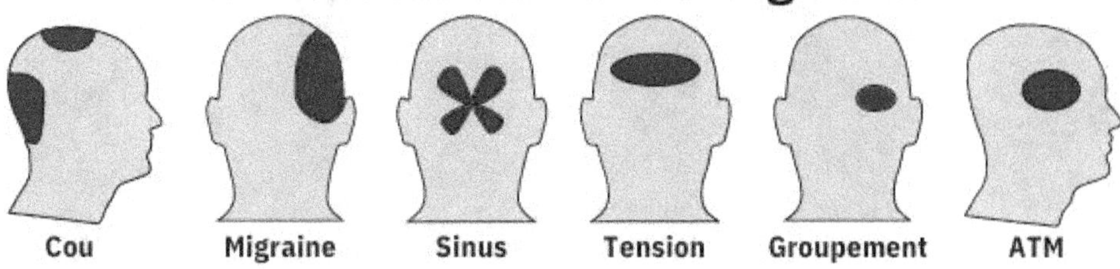

DATE: _______________   **TEMPS [ ]:** _______________   _______________

☐ ☐ ☐ ☐ ☐ ☐   🌡 _______________

Sévérité de la douleur

1	2	3	4	5	6	7	8	9	10

Déclencheurs

☐ La faim	☐ Insomnie
☐ Lumières vives	☐ Maladie
☐ Café	☐ Fatigue
☐ Stress au travail	☐ Odeurs/ Parfums
☐ Strss à la maison	☐ Motion
☐ Repas sautés	☐ Fatigue des yeux
☐ Anxiété	☐ _______________

Mesures d'allègement

Médicament	
L'eau	
Sommeil	
Exercer	
Autres	
Autres	

Notes: ____

Livre de bord de la migraine

Livre de bord de la migraine

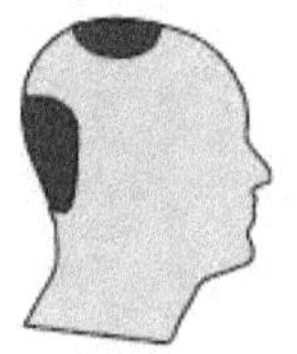
Cou

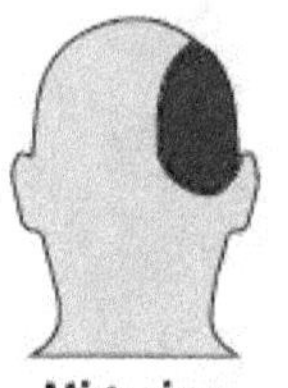
Migraine

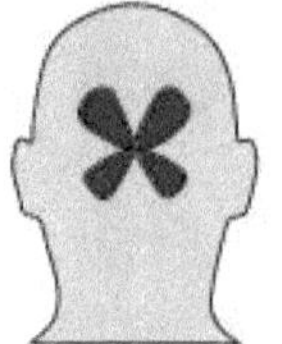
Sinus

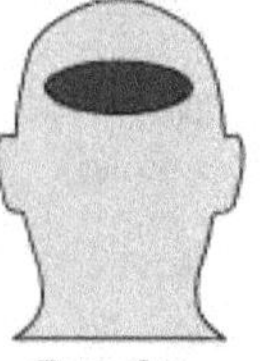
Tension

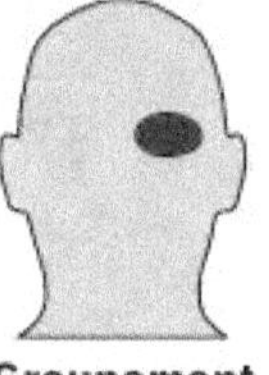
Groupement

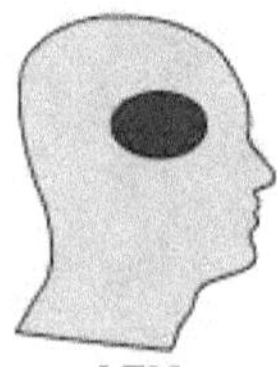
ATM

DATE: _______________   TEMPS [ ]: _________   _________

☐   ☐   ☐   ☐   ☐   ☐   🌡 _________

Sévérité de la douleur

1	2	3	4	5	6	7	8	9	10

Déclencheurs

☐ La faim	☐ Insomnie
☐ Lumières vives	☐ Maladie
☐ Café	☐ Fatigue
☐ Stress au travail	☐ Odeurs/ Parfums
☐ Strss à la maison	☐ Motion
☐ Repas sautés	☐ Fatigue des yeux
☐ Anxiété	☐ _____________

Mesures d'allègement

Médicament	
L'eau	
Sommeil	
Exercer	
Autres	
Autres	

Notes: _______________

Livre de bord de la migraine

Livre de bord de la migraine

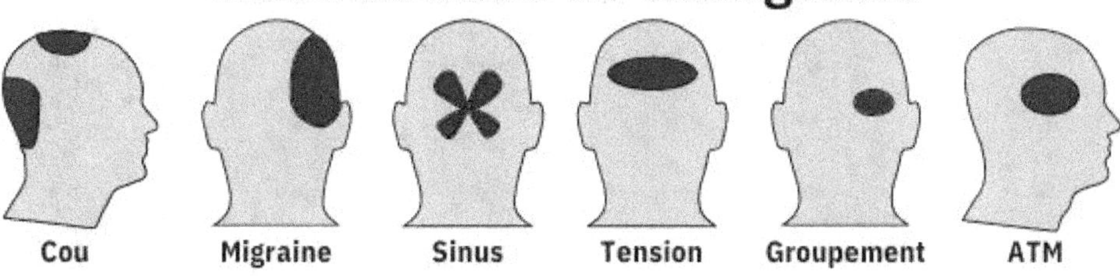

DATE: _______________   TEMPS [ ]: _________   _________

Sévérité de la douleur

1	2	3	4	5	6	7	8	9	10

Déclencheurs

☐ La faim   ☐ Insomnie

☐ Lumières vives   ☐ Maladie

☐ Café   ☐ Fatigue

☐ Stress au travail   ☐ Odeurs/ Parfums

☐ Strss à la maison   ☐ Motion

☐ Repas sautés   ☐ Fatigue des yeux

☐ Anxiété   ☐ _______________

Mesures d'allègement

Médicament	
L'eau	
Sommeil	
Exercer	
Autres	
Autres	

Notes: ____

Livre de bord de la migraine

Livre de bord de la migraine

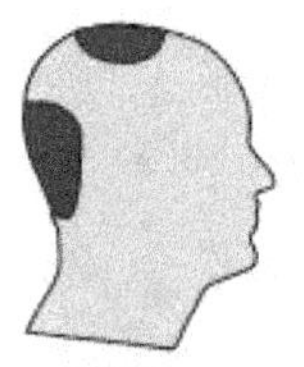
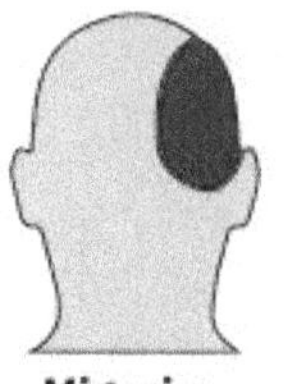
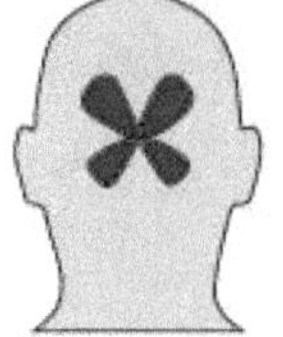
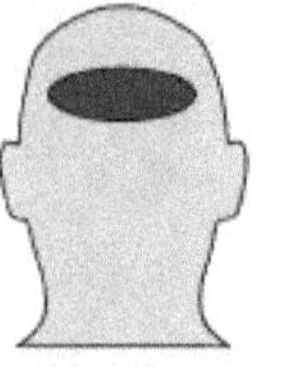
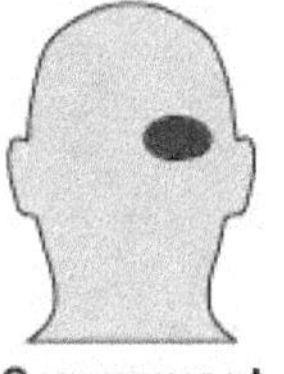
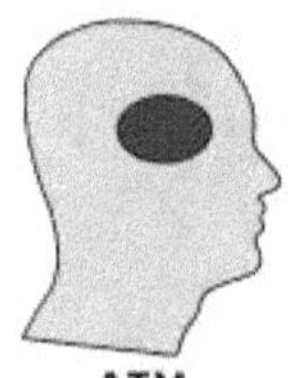

| Cou | Migraine | Sinus | Tension | Groupement | ATM |

DATE: _______________ **TEMPS [ ]:** _______________

☐   ☐   ☐   ☐   ☐   ☐   🌡 _______

Sévérité de la douleur

1	2	3	4	5	6	7	8	9	10

Déclencheurs

☐ La faim	☐ Insomnie
☐ Lumières vives	☐ Maladie
☐ Café	☐ Fatigue
☐ Stress au travail	☐ Odeurs/ Parfums
☐ Strss à la maison	☐ Motion
☐ Repas sautés	☐ Fatigue des yeux
☐ Anxiété	☐ _______________

Mesures d'allègement

Médicament	
L'eau	
Sommeil	
Exercer	
Autres	
Autres	

Notes: _______________

Livre de bord de la migraine

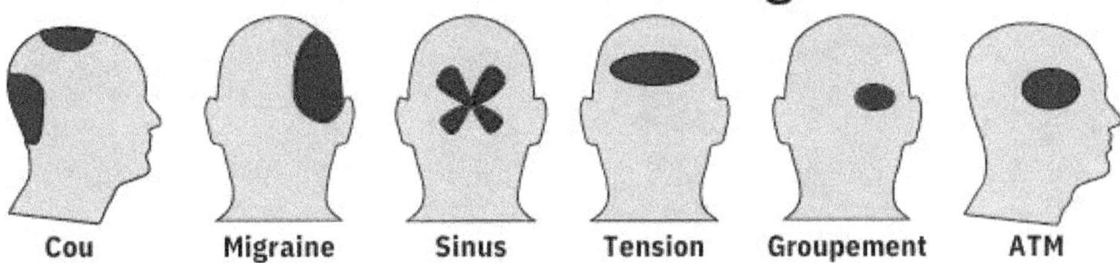

DATE: _______________   TEMPS [ ]: __________ __________

Sévérité de la douleur

1	2	3	4	5	6	7	8	9	10

Déclencheurs

- ☐ La faim
- ☐ Lumières vives
- ☐ Café
- ☐ Stress au travail
- ☐ Strss à la maison
- ☐ Repas sautés
- ☐ Anxiété

- ☐ Insomnie
- ☐ Maladie
- ☐ Fatigue
- ☐ Odeurs/ Parfums
- ☐ Motion
- ☐ Fatigue des yeux
- ☐ _______________

Mesures d'allègement

Médicament	
L'eau	
Sommeil	
Exercer	
Autres	
Autres	

Notes: _______________

Livre de bord de la migraine

Livre de bord de la migraine

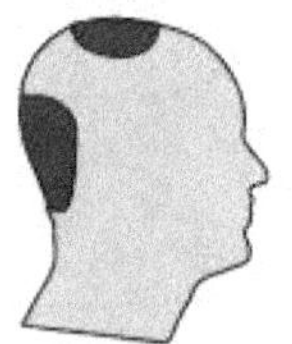 **Cou**
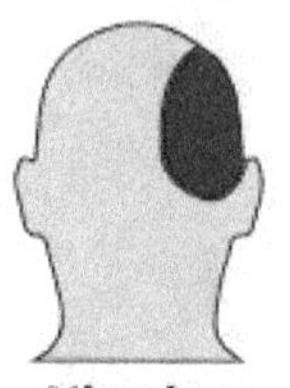 **Migraine**
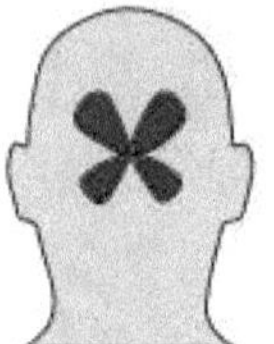 **Sinus**
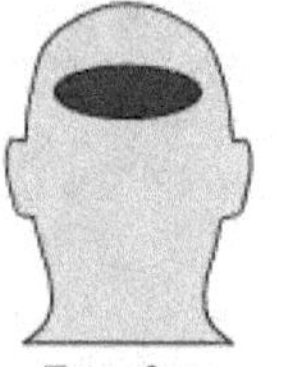 **Tension**
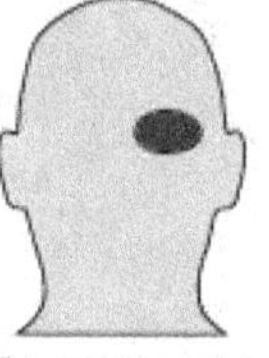 **Groupement**
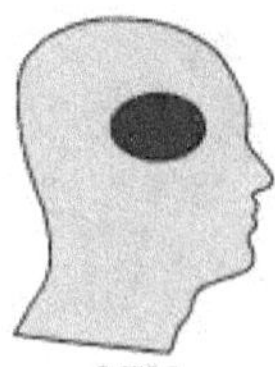 **ATM**

DATE: ________________   TEMPS [ ]: __________   __________

☐   ☐   ☐   ☐   ☐   ☐   🌡 ________

Sévérité de la douleur

1	2	3	4	5	6	7	8	9	10

Déclencheurs

☐ La faim   ☐ Insomnie

☐ Lumières vives   ☐ Maladie

☐ Café   ☐ Fatigue

☐ Stress au travail ☐ Odeurs/ Parfums

☐ Strss à la maison ☐ Motion

☐ Repas sautés   ☐ Fatigue des yeux

☐ Anxiété   ☐ ________________

Mesures d'allègement

Médicament	
L'eau	
Sommeil	
Exercer	
Autres	
Autres	

Notes: ________________________________

Livre de bord de la migraine

Livre de bord de la migraine

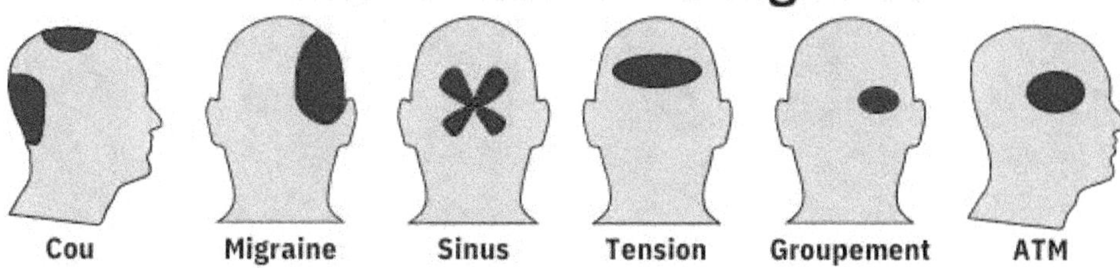

DATE: _______________   TEMPS [ ]: _____________   _____________

Sévérité de la douleur

1	2	3	4	5	6	7	8	9	10

Déclencheurs

☐ La faim   ☐ Insomnie

☐ Lumières vives   ☐ Maladie

☐ Café   ☐ Fatigue

☐ Stress au travail   ☐ Odeurs/ Parfums

☐ Strss à la maison   ☐ Motion

☐ Repas sautés   ☐ Fatigue des yeux

☐ Anxiété   ☐ ________________

Mesures d'allègement

Médicament	
L'eau	
Sommeil	
Exercer	
Autres	
Autres	

Notes: ____

Livre de bord de la migraine

Livre de bord de la migraine

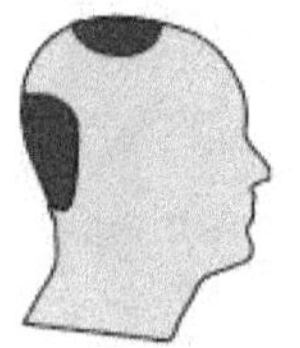 Cou
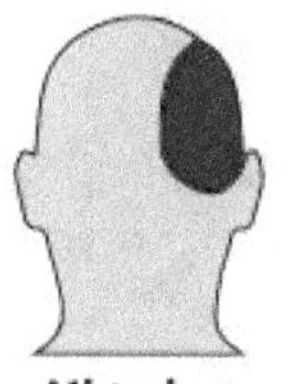 Migraine
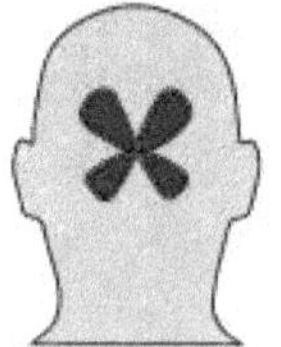 Sinus
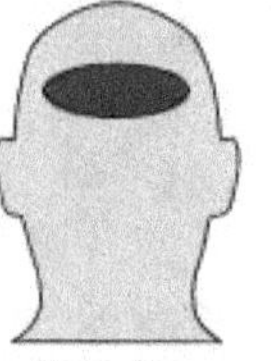 Tension
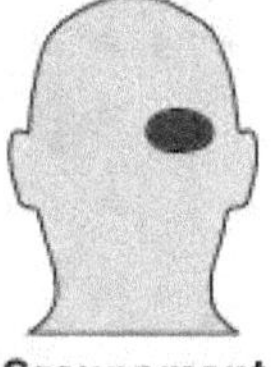 Groupement
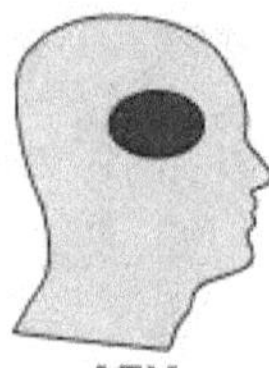 ATM

DATE: _______________ TEMPS [ ]: _____________ _____________

Sévérité de la douleur

1	2	3	4	5	6	7	8	9	10

Déclencheurs

☐ La faim   ☐ Insomnie

☐ Lumières vives   ☐ Maladie

☐ Café   ☐ Fatigue

☐ Stress au travail   ☐ Odeurs/ Parfums

☐ Strss à la maison   ☐ Motion

☐ Repas sautés   ☐ Fatigue des yeux

☐ Anxiété   ☐ _______________

Mesures d'allègement

Médicament	
L'eau	
Sommeil	
Exercer	
Autres	
Autres	

Notes: _________________________________

Livre de bord de la migraine

Livre de bord de la migraine

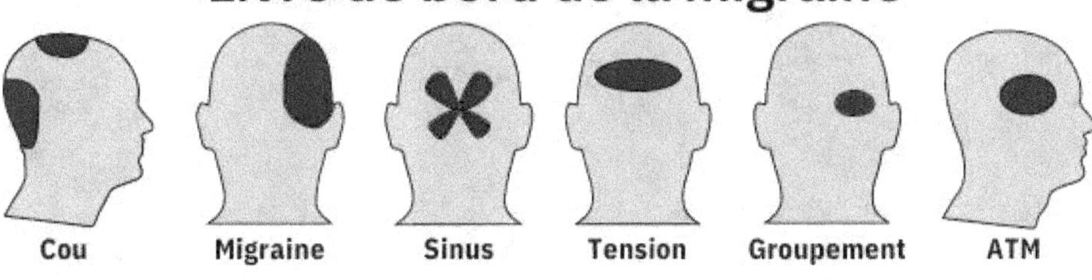

DATE: ________________   TEMPS [ ]: __________   __________

Sévérité de la douleur

1	2	3	4	5	6	7	8	9	10

Déclencheurs

☐ La faim   ☐ Insomnie

☐ Lumières vives   ☐ Maladie

☐ Café   ☐ Fatigue

☐ Stress au travail   ☐ Odeurs/ Parfums

☐ Strss à la maison   ☐ Motion

☐ Repas sautés   ☐ Fatigue des yeux

☐ Anxiété   ☐ ________________

Mesures d'allègement

Médicament	
L'eau	
Sommeil	
Exercer	
Autres	
Autres	

Notes: ________________________

Livre de bord de la migraine

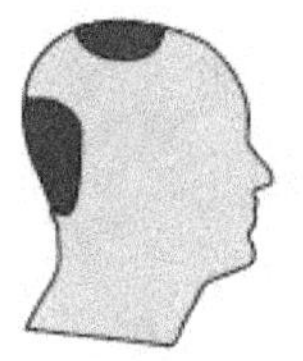 Cou
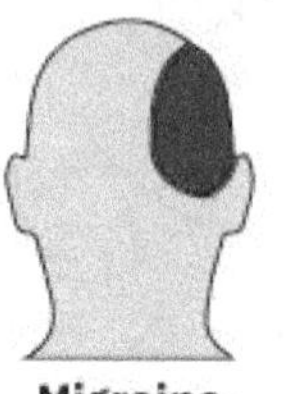 Migraine
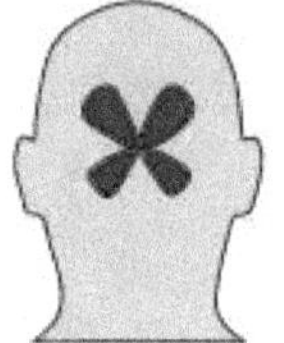 Sinus
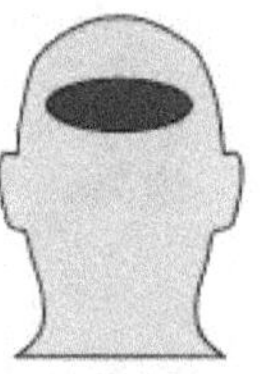 Tension
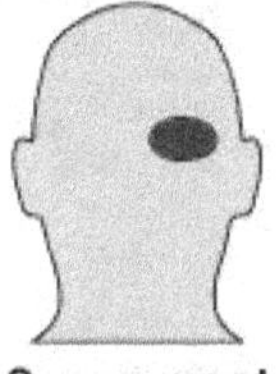 Groupement
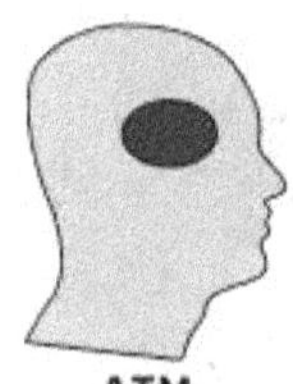 ATM

DATE: _______________ TEMPS [ ]: _______________ _______________

☐ ☐ ☐ ☐ ☐ ☐

Sévérité de la douleur

1	2	3	4	5	6	7	8	9	10

Déclencheurs

☐ La faim	☐ Insomnie
☐ Lumières vives	☐ Maladie
☐ Café	☐ Fatigue
☐ Stress au travail	☐ Odeurs/ Parfums
☐ Strss à la maison	☐ Motion
☐ Repas sautés	☐ Fatigue des yeux
☐ Anxiété	☐ _______________

Mesures d'allègement

Médicament	
L'eau	
Sommeil	
Exercer	
Autres	
Autres	

Notes: _______________

Livre de bord de la migraine

Livre de bord de la migraine

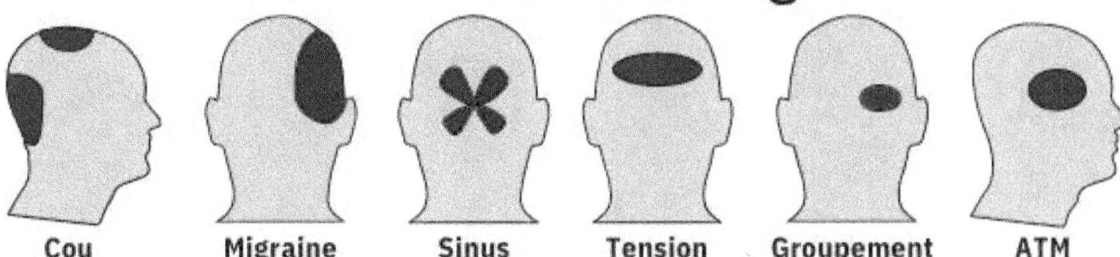

DATE: _______________ TEMPS [ ]: _____________ _____________

Sévérité de la douleur

1	2	3	4	5	6	7	8	9	10

Déclencheurs

☐ La faim   ☐ Insomnie

☐ Lumières vives   ☐ Maladie

☐ Café   ☐ Fatigue

☐ Stress au travail   ☐ Odeurs/ Parfums

☐ Strss à la maison   ☐ Motion

☐ Repas sautés   ☐ Fatigue des yeux

☐ Anxiété   ☐ _______________

Mesures d'allègement

Médicament	
L'eau	
Sommeil	
Exercer	
Autres	
Autres	

Notes: _______________________________

Livre de bord de la migraine

Livre de bord de la migraine

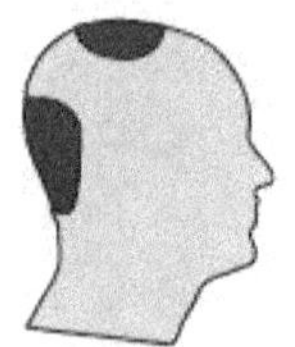 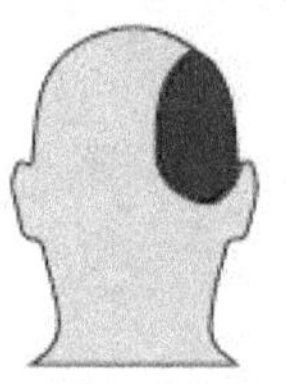 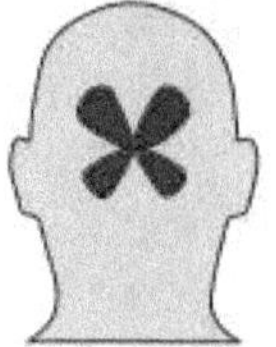 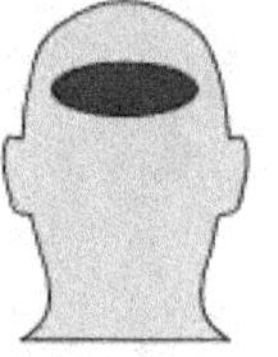 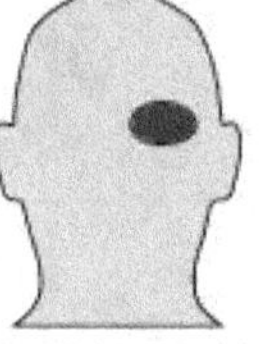 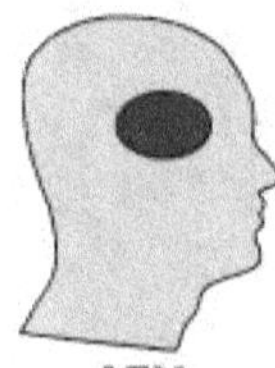

| Cou | Migraine | Sinus | Tension | Groupement | ATM |

DATE: ___________________   **TEMPS [ ]:** ___________   ___________

☐   ☐   ☐   ☐   ☐   ☐   🌡 ___________

Sévérité de la douleur

| 1 | 2 | 3 | 4 | 5 | 6 | 7 | 8 | 9 | 10 |

Déclencheurs

☐ La faim   ☐ Insomnie

☐ Lumières vives   ☐ Maladie

☐ Café   ☐ Fatigue

☐ Stress au travail   ☐ Odeurs/ Parfums

☐ Strss à la maison   ☐ Motion

☐ Repas sautés   ☐ Fatigue des yeux

☐ Anxiété   ☐ ___________________

Mesures d'allègement

Médicament	
L'eau	
Sommeil	
Exercer	
Autres	
Autres	

Notes: ____

Livre de bord de la migraine

Livre de bord de la migraine

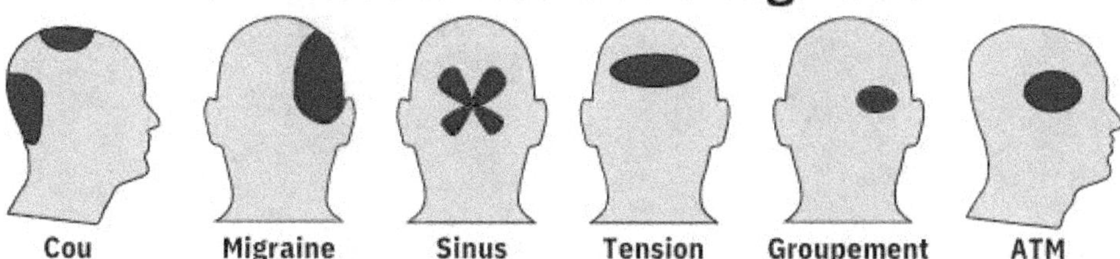

DATE: _______________   **TEMPS [ ]:** _____________   _____________

☐   ☐   ☐   ☐   ☐   ☐

Sévérité de la douleur

1	2	3	4	5	6	7	8	9	10

Déclencheurs

☐ La faim	☐ Insomnie
☐ Lumières vives	☐ Maladie
☐ Café	☐ Fatigue
☐ Stress au travail	☐ Odeurs/ Parfums
☐ Strss à la maison	☐ Motion
☐ Repas sautés	☐ Fatigue des yeux
☐ Anxiété	☐ _____________

Mesures d'allègement

Médicament	
L'eau	
Sommeil	
Exercer	
Autres	
Autres	

Notes: _______________________________

Livre de bord de la migraine

Livre de bord de la migraine

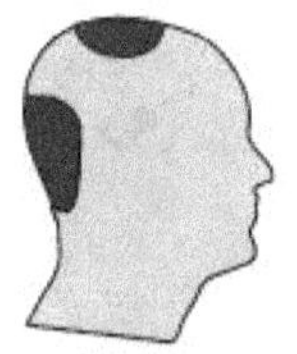

Cou

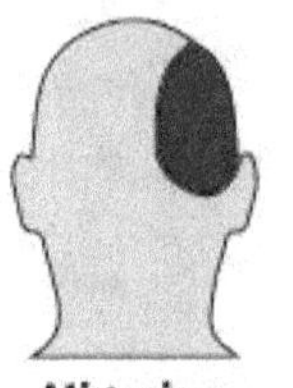

Migraine

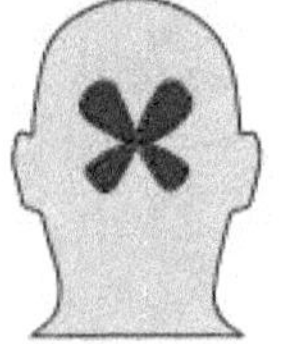

Sinus

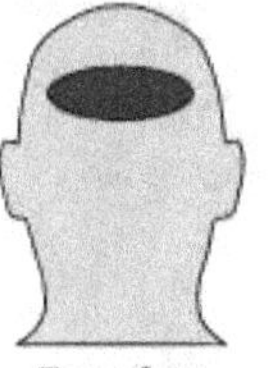

Tension

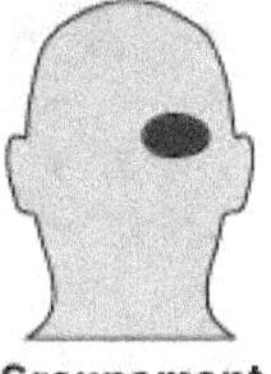

Groupement

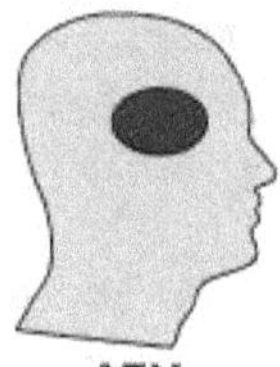

ATM

DATE: ______________________   TEMPS [ ]: ____________   ____________

☐   ☐   ☐   ☐   ☐   ☐   ________

Sévérité de la douleur

1	2	3	4	5	6	7	8	9	10

Déclencheurs

☐ La faim   ☐ Insomnie

☐ Lumières vives   ☐ Maladie

☐ Café   ☐ Fatigue

☐ Stress au travail   ☐ Odeurs/ Parfums

☐ Strss à la maison   ☐ Motion

☐ Repas sautés   ☐ Fatigue des yeux

☐ Anxiété   ☐ ________________

Mesures d'allègement

Médicament	
L'eau	
Sommeil	
Exercer	
Autres	
Autres	

Notes: ____

Livre de bord de la migraine

Livre de bord de la migraine

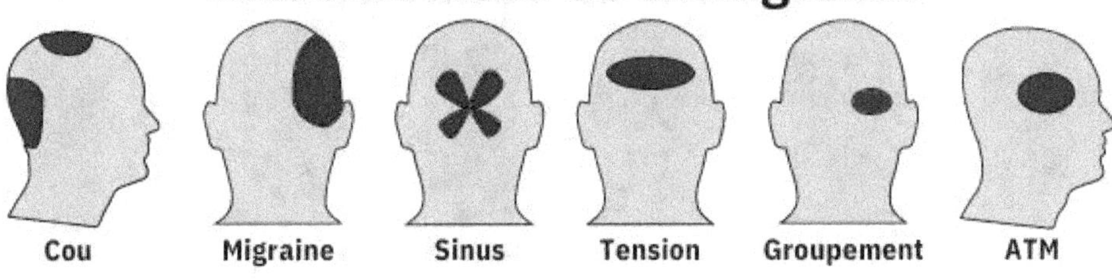

DATE: _________________   **TEMPS [ ]:** _________   _________

☀ ☐   ☁ ☐   ⛅ ☐   🌦 ☐   🌧 ☐   🌨 ☐   🌡 _________

Sévérité de la douleur

1	2	3	4	5	6	7	8	9	10

Déclencheurs

☐ La faim	☐ Insomnie
☐ Lumières vives	☐ Maladie
☐ Café	☐ Fatigue
☐ Stress au travail	☐ Odeurs/ Parfums
☐ Strss à la maison	☐ Motion
☐ Repas sautés	☐ Fatigue des yeux
☐ Anxiété	☐ _________________

Mesures d'allègement

Médicament	
L'eau	
Sommeil	
Exercer	
Autres	
Autres	

Notes: _________________________________

Livre de bord de la migraine

Livre de bord de la migraine

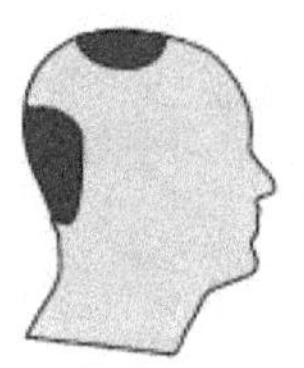
Cou

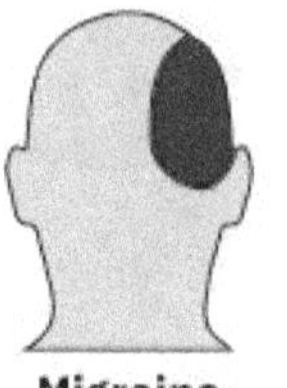
Migraine

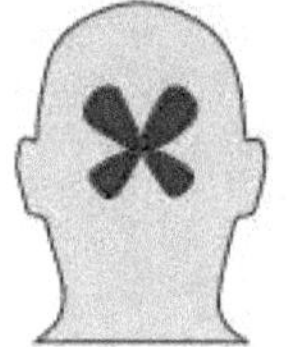
Sinus

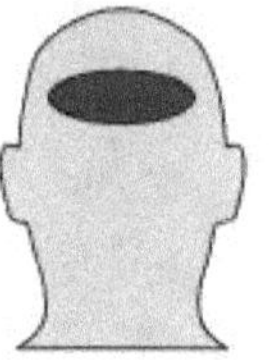
Tension

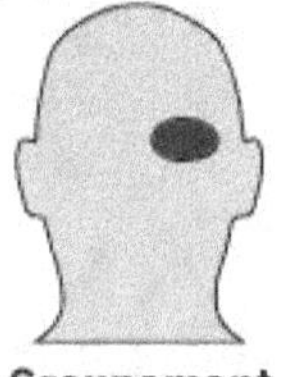
Groupement

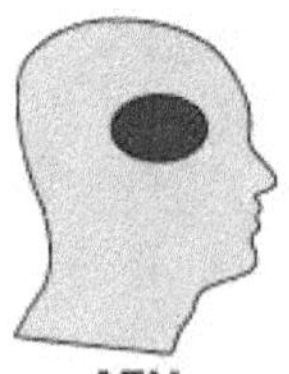
ATM

DATE: _______________   TEMPS [ ]: _____________ _____________

☀ ☐   ☁ ☐   ⛅ ☐   ☁ ☐   ☔ ☐   ❄ ☐   🌡 _____________

Sévérité de la douleur

1	2	3	4	5	6	7	8	9	10

Déclencheurs

☐ La faim   ☐ Insomnie

☐ Lumières vives   ☐ Maladie

☐ Café   ☐ Fatigue

☐ Stress au travail   ☐ Odeurs/ Parfums

☐ Strss à la maison   ☐ Motion

☐ Repas sautés   ☐ Fatigue des yeux

☐ Anxiété   ☐ _______________

Mesures d'allègement

Médicament	
L'eau	
Sommeil	
Exercer	
Autres	
Autres	

Notes: _______________

Livre de bord de la migraine

Livre de bord de la migraine

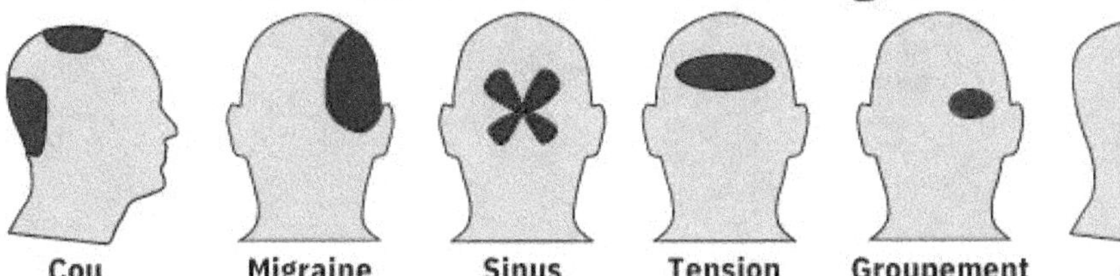

DATE: _______________ TEMPS [ ]: _________ _________

☐   ☐   ☐   ☐   ☐   ☐   🌡 _________

Sévérité de la douleur

1	2	3	4	5	6	7	8	9	10

Déclencheurs

☐ La faim	☐ Insomnie
☐ Lumières vives	☐ Maladie
☐ Café	☐ Fatigue
☐ Stress au travail	☐ Odeurs/ Parfums
☐ Strss à la maison	☐ Motion
☐ Repas sautés	☐ Fatigue des yeux
☐ Anxiété	☐ _____________

Mesures d'allègement

Médicament	
L'eau	
Sommeil	
Exercer	
Autres	
Autres	

Notes: _______________

Livre de bord de la migraine

Livre de bord de la migraine

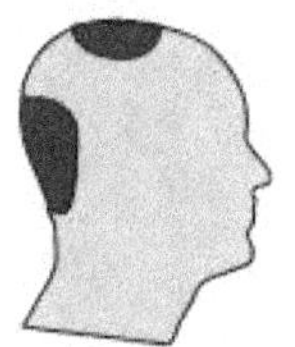 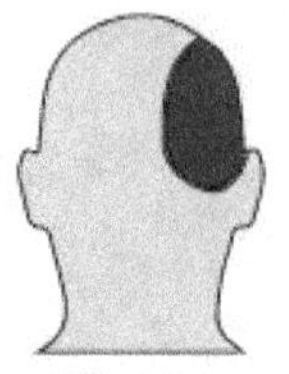 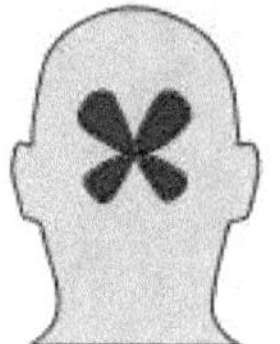 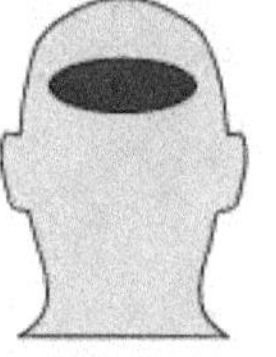 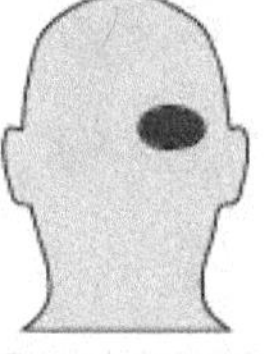 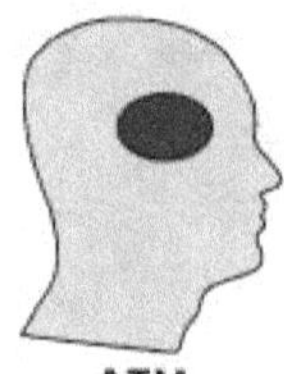

| Cou | Migraine | Sinus | Tension | Groupement | ATM |

DATE: ______________ **TEMPS [ ]:** ____________ ____________

☐ ☐ ☐ ☐ ☐ ☐ 🌡 ________

Sévérité de la douleur

| 1 | 2 | 3 | 4 | 5 | 6 | 7 | 8 | 9 | 10 |

Déclencheurs

☐ La faim	☐ Insomnie
☐ Lumières vives	☐ Maladie
☐ Café	☐ Fatigue
☐ Stress au travail	☐ Odeurs/ Parfums
☐ Strss à la maison	☐ Motion
☐ Repas sautés	☐ Fatigue des yeux
☐ Anxiété	☐ ______________

Mesures d'allègement

Médicament	
L'eau	
Sommeil	
Exercer	
Autres	
Autres	

Notes: ____

Livre de bord de la migraine

Livre de bord de la migraine

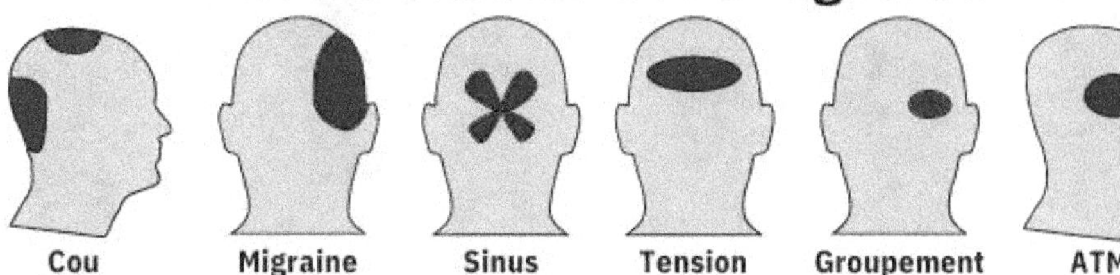

Cou	Migraine	Sinus	Tension	Groupement	ATM

DATE: _______________ TEMPS [ ]: _________ _________

☐ ☐ ☐ ☐ ☐ ☐ 🌡 _________

Sévérité de la douleur

1	2	3	4	5	6	7	8	9	10

Déclencheurs

☐ La faim ☐ Insomnie

☐ Lumières vives ☐ Maladie

☐ Café ☐ Fatigue

☐ Stress au travail ☐ Odeurs/ Parfums

☐ Strss à la maison ☐ Motion

☐ Repas sautés ☐ Fatigue des yeux

☐ Anxiété ☐ _______________

Mesures d'allègement

Médicament	
L'eau	
Sommeil	
Exercer	
Autres	
Autres	

Notes: _______________

Livre de bord de la migraine

Livre de bord de la migraine

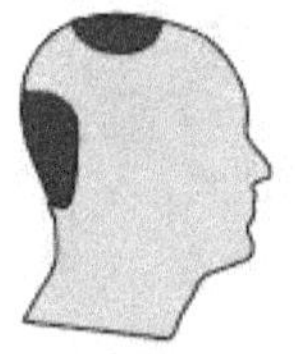
Cou

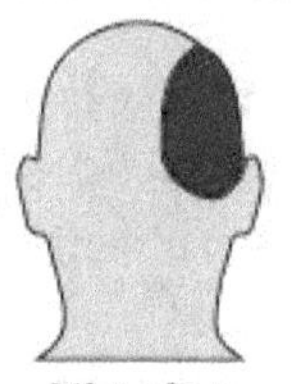
Migraine

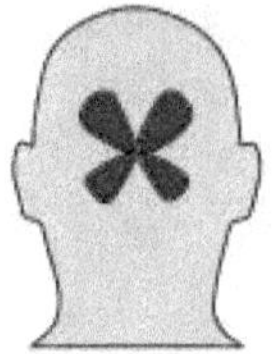
Sinus

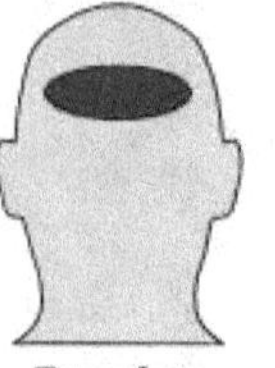
Tension

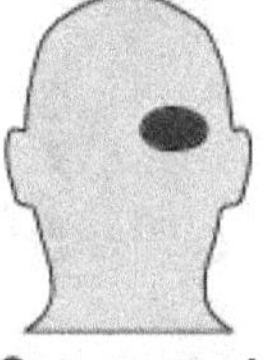
Groupement

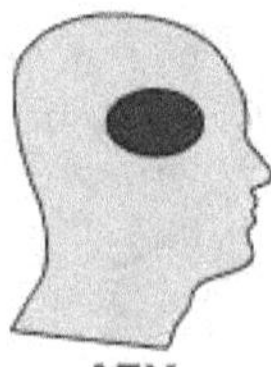
ATM

DATE: _______________　　TEMPS [ ]: _________　_________

Sévérité de la douleur

1	2	3	4	5	6	7	8	9	10

Déclencheurs

☐ La faim　　　　　　☐ Insomnie

☐ Lumières vives　　　☐ Maladie

☐ Café　　　　　　　☐ Fatigue

☐ Stress au travail　　☐ Odeurs/ Parfums

☐ Strss à la maison　　☐ Motion

☐ Repas sautés　　　　☐ Fatigue des yeux

☐ Anxiété　　　　　　☐ _____________

Mesures d'allègement

Médicament	
L'eau	
Sommeil	
Exercer	
Autres	
Autres	

Notes: _______________________________

Livre de bord de la migraine

Livre de bord de la migraine

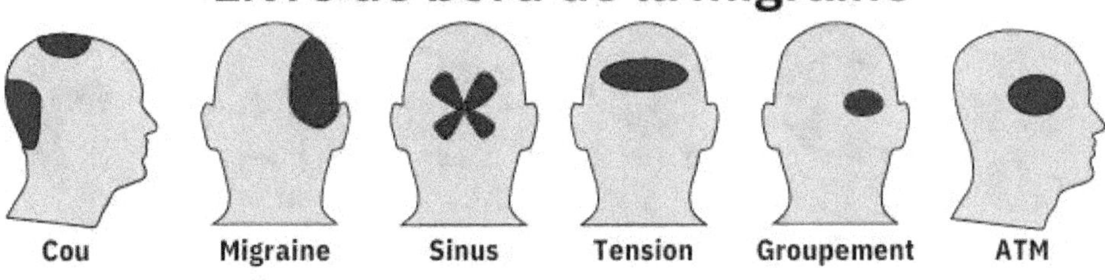

DATE: _____________   TEMPS [ ]: __________   __________

☐ ☐ ☐ ☐ ☐ ☐

Sévérité de la douleur

1	2	3	4	5	6	7	8	9	10

Déclencheurs

☐ La faim	☐ Insomnie
☐ Lumières vives	☐ Maladie
☐ Café	☐ Fatigue
☐ Stress au travail	☐ Odeurs/ Parfums
☐ Strss à la maison	☐ Motion
☐ Repas sautés	☐ Fatigue des yeux
☐ Anxiété	☐ _______________

Mesures d'allègement

Médicament	
L'eau	
Sommeil	
Exercer	
Autres	
Autres	

Notes: _______________________

Livre de bord de la migraine

Livre de bord de la migraine

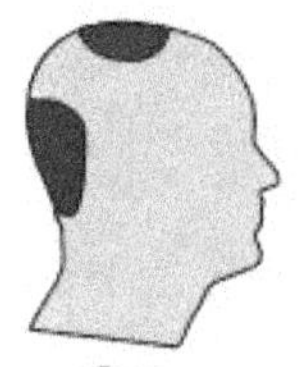 Cou
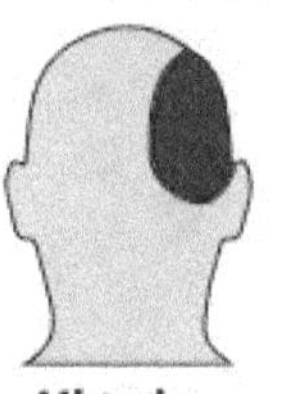 Migraine
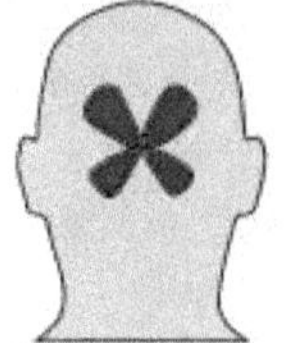 Sinus
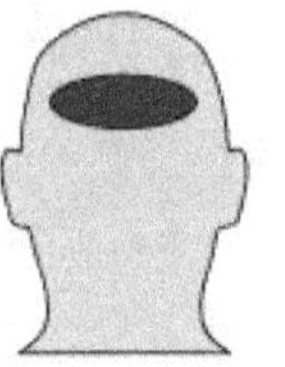 Tension
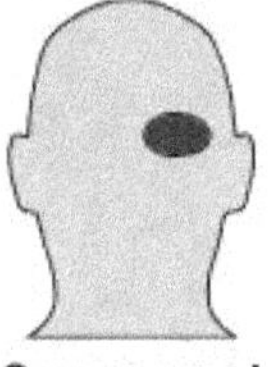 Groupement
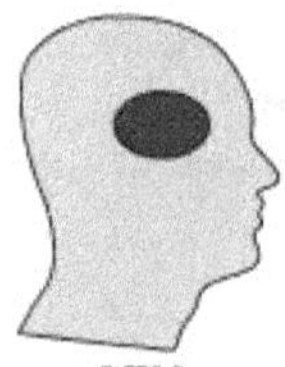 ATM

DATE: _______________   TEMPS [ ]: _________   _________

☐   ☐   ☐   ☐   ☐   ☐

Sévérité de la douleur

1	2	3	4	5	6	7	8	9	10

Déclencheurs

☐ La faim   ☐ Insomnie
☐ Lumières vives   ☐ Maladie
☐ Café   ☐ Fatigue
☐ Stress au travail   ☐ Odeurs/ Parfums
☐ Strss à la maison   ☐ Motion
☐ Repas sautés   ☐ Fatigue des yeux
☐ Anxiété   ☐ _______________

Mesures d'allègement

Médicament	
L'eau	
Sommeil	
Exercer	
Autres	
Autres	

Notes: _______________________________

Livre de bord de la migraine

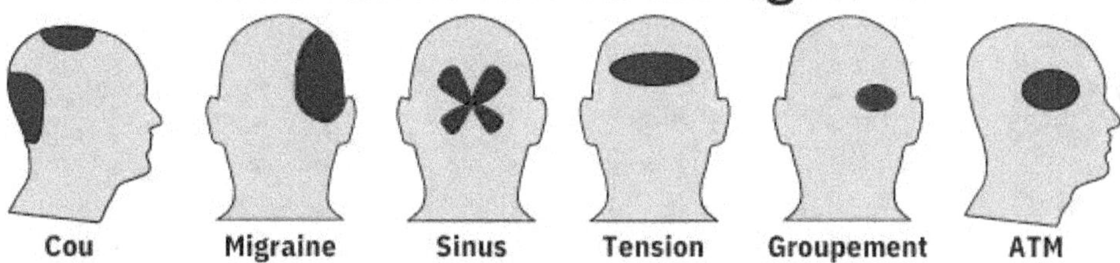

DATE: _______________   TEMPS [ ]: __________ __________

Sévérité de la douleur

1	2	3	4	5	6	7	8	9	10

Déclencheurs

☐ La faim	☐ Insomnie
☐ Lumières vives	☐ Maladie
☐ Café	☐ Fatigue
☐ Stress au travail	☐ Odeurs/ Parfums
☐ Strss à la maison	☐ Motion
☐ Repas sautés	☐ Fatigue des yeux
☐ Anxiété	☐ ______________

Mesures d'allègement

Médicament	
L'eau	
Sommeil	
Exercer	
Autres	
Autres	

Notes: _______________________________

Livre de bord de la migraine

Livre de bord de la migraine

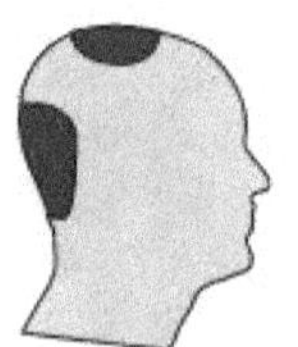
Cou

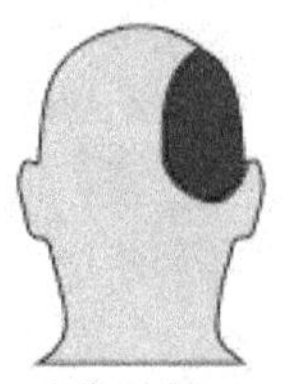
Migraine

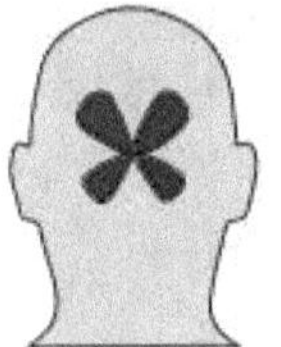
Sinus

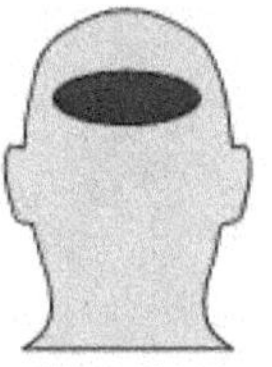
Tension

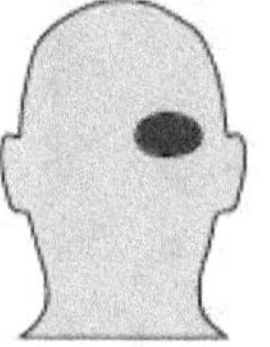
Groupement

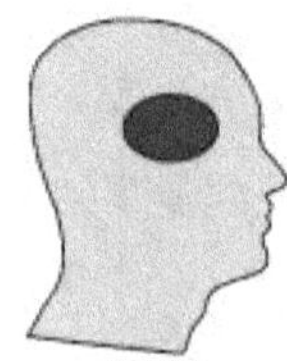
ATM

DATE: _______________   TEMPS [ ]: _________   _________

Sévérité de la douleur

1	2	3	4	5	6	7	8	9	10

Déclencheurs

☐ La faim   ☐ Insomnie

☐ Lumières vives   ☐ Maladie

☐ Café   ☐ Fatigue

☐ Stress au travail   ☐ Odeurs/ Parfums

☐ Strss à la maison   ☐ Motion

☐ Repas sautés   ☐ Fatigue des yeux

☐ Anxiété   ☐ _______________

Mesures d'allègement

Médicament	
L'eau	
Sommeil	
Exercer	
Autres	
Autres	

Notes: _______________

Livre de bord de la migraine

Livre de bord de la migraine

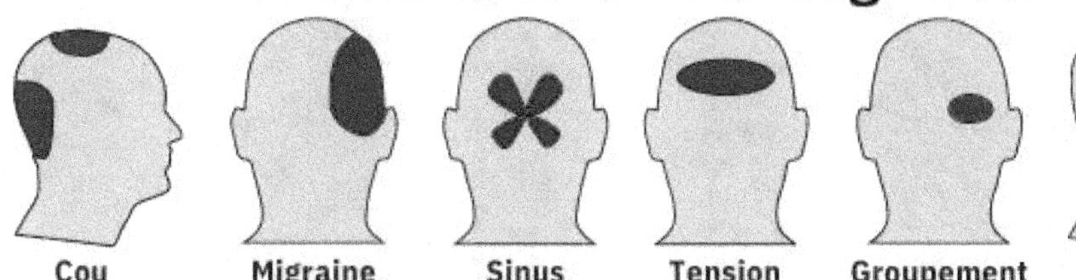

DATE: _____________   TEMPS [ ]: _________   _________

Sévérité de la douleur

1	2	3	4	5	6	7	8	9	10

Déclencheurs

☐ La faim	☐ Insomnie
☐ Lumières vives	☐ Maladie
☐ Café	☐ Fatigue
☐ Stress au travail	☐ Odeurs/ Parfums
☐ Strss à la maison	☐ Motion
☐ Repas sautés	☐ Fatigue des yeux
☐ Anxiété	☐ ______________

Mesures d'allègement

Médicament	
L'eau	
Sommeil	
Exercer	
Autres	
Autres	

Notes: _______________________________

Livre de bord de la migraine

Livre de bord de la migraine

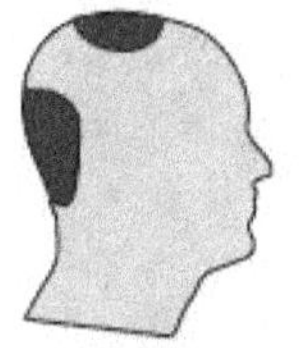
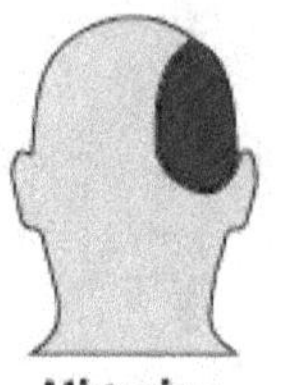
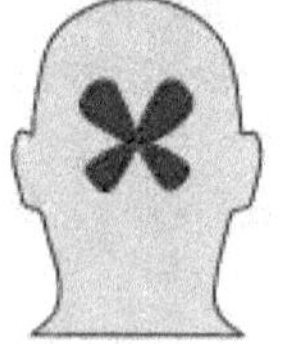
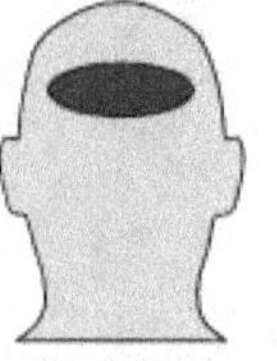
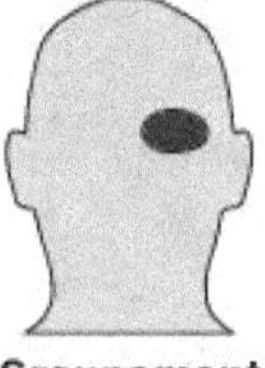
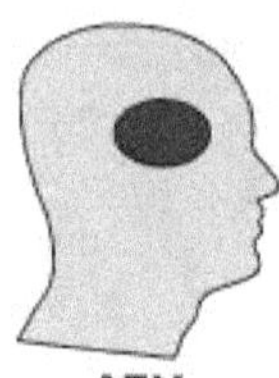

Cou	Migraine	Sinus	Tension	Groupement	ATM

DATE: _______________   TEMPS [ ]: __________ __________

☐   ☐   ☐   ☐   ☐   ☐   __________

Sévérité de la douleur

1	2	3	4	5	6	7	8	9	10

Déclencheurs

☐ La faim   ☐ Insomnie
☐ Lumières vives   ☐ Maladie
☐ Café   ☐ Fatigue
☐ Stress au travail   ☐ Odeurs/ Parfums
☐ Strss à la maison   ☐ Motion
☐ Repas sautés   ☐ Fatigue des yeux
☐ Anxiété   ☐ ______________

Mesures d'allègement

Médicament	
L'eau	
Sommeil	
Exercer	
Autres	
Autres	

Notes: ________________________________

Livre de bord de la migraine

Livre de bord de la migraine

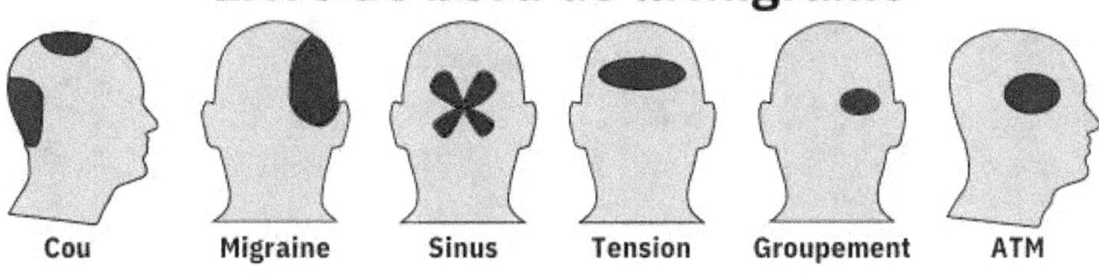

DATE: _______________   TEMPS [ ]: __________   __________

Sévérité de la douleur

1	2	3	4	5	6	7	8	9	10

Déclencheurs

- ☐ La faim
- ☐ Lumières vives
- ☐ Café
- ☐ Stress au travail
- ☐ Strss à la maison
- ☐ Repas sautés
- ☐ Anxiété

- ☐ Insomnie
- ☐ Maladie
- ☐ Fatigue
- ☐ Odeurs/ Parfums
- ☐ Motion
- ☐ Fatigue des yeux
- ☐ _______________

Mesures d'allègement

Médicament	
L'eau	
Sommeil	
Exercer	
Autres	
Autres	

Notes: _______________________________

Livre de bord de la migraine

Livre de bord de la migraine

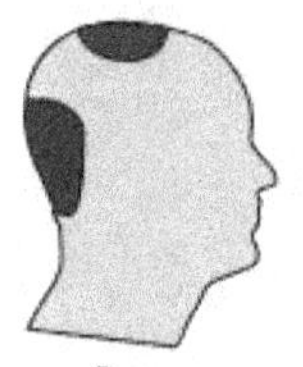 Cou

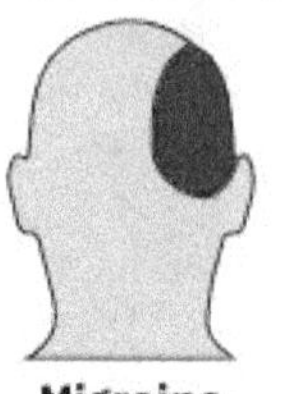 Migraine

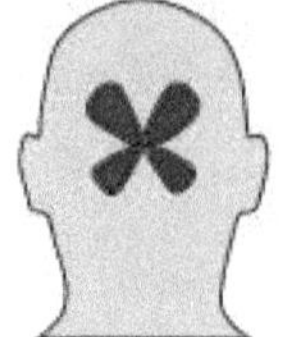 Sinus

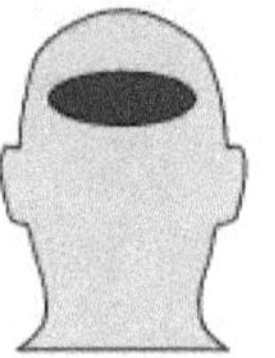 Tension

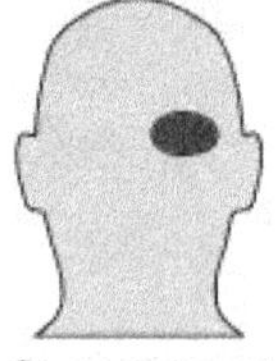 Groupement

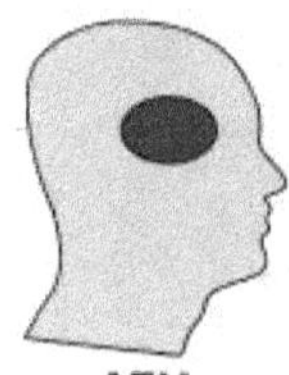 ATM

DATE: _______________   TEMPS [ ]: __________ __________

☐   ☐   ☐   ☐   ☐   ☐   🌡 _______

Sévérité de la douleur

1	2	3	4	5	6	7	8	9	10

Déclencheurs

☐ La faim   ☐ Insomnie
☐ Lumières vives   ☐ Maladie
☐ Café   ☐ Fatigue
☐ Stress au travail   ☐ Odeurs/ Parfums
☐ Strss à la maison   ☐ Motion
☐ Repas sautés   ☐ Fatigue des yeux
☐ Anxiété   ☐ _______________

Mesures d'allègement

Médicament	
L'eau	
Sommeil	
Exercer	
Autres	
Autres	

Notes: _______________________

Livre de bord de la migraine

Livre de bord de la migraine

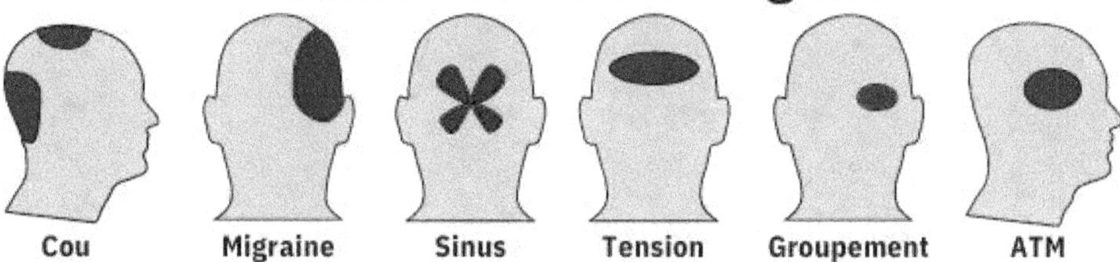

DATE: _______________ TEMPS [ ]: __________ __________

Sévérité de la douleur

| 1 | 2 | 3 | 4 | 5 | 6 | 7 | 8 | 9 | 10 |

Déclencheurs

☐ La faim	☐ Insomnie
☐ Lumières vives	☐ Maladie
☐ Café	☐ Fatigue
☐ Stress au travail	☐ Odeurs/ Parfums
☐ Strss à la maison	☐ Motion
☐ Repas sautés	☐ Fatigue des yeux
☐ Anxiété	☐ _______________

Mesures d'allègement

Médicament	
L'eau	
Sommeil	
Exercer	
Autres	
Autres	

Notes: ____

Livre de bord de la migraine

Livre de bord de la migraine

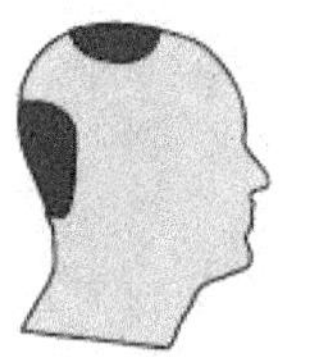 Cou   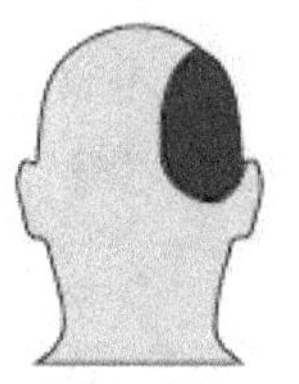 Migraine   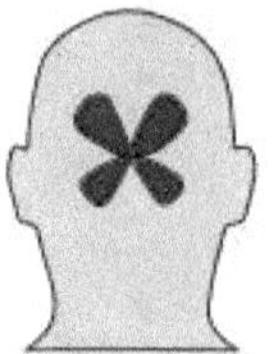 Sinus   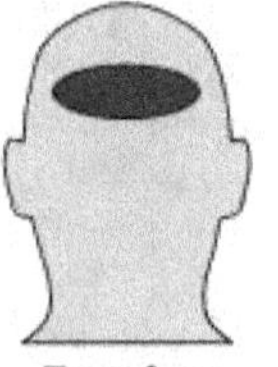 Tension   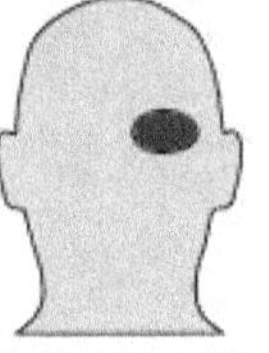 Groupement   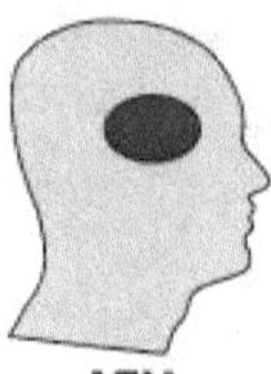 ATM

DATE: _______________   TEMPS [ ]: _________ _________

Sévérité de la douleur

1	2	3	4	5	6	7	8	9	10

Déclencheurs

- ☐ La faim
- ☐ Lumières vives
- ☐ Café
- ☐ Stress au travail
- ☐ Strss à la maison
- ☐ Repas sautés
- ☐ Anxiété

- ☐ Insomnie
- ☐ Maladie
- ☐ Fatigue
- ☐ Odeurs/ Parfums
- ☐ Motion
- ☐ Fatigue des yeux
- ☐ _______________

Mesures d'allègement

Médicament	
L'eau	
Sommeil	
Exercer	
Autres	
Autres	

Notes: _______________________________

Livre de bord de la migraine

Livre de bord de la migraine

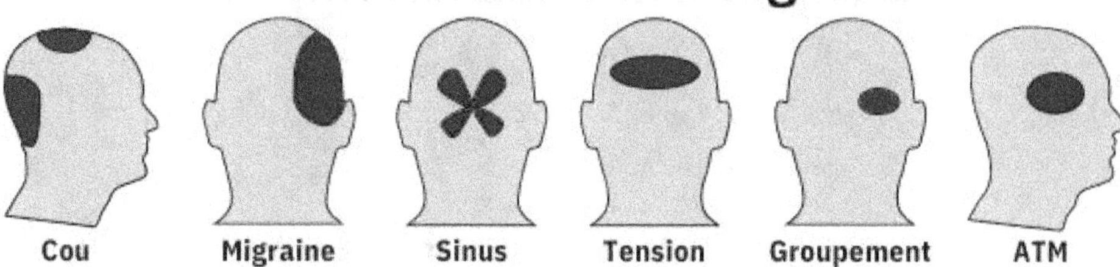

DATE: _______________   TEMPS [ ]: _________ _________

Sévérité de la douleur

1	2	3	4	5	6	7	8	9	10

Déclencheurs

- ☐ La faim
- ☐ Lumières vives
- ☐ Café
- ☐ Stress au travail
- ☐ Strss à la maison
- ☐ Repas sautés
- ☐ Anxiété

- ☐ Insomnie
- ☐ Maladie
- ☐ Fatigue
- ☐ Odeurs/ Parfums
- ☐ Motion
- ☐ Fatigue des yeux
- ☐ _______________

Mesures d'allègement

Médicament	
L'eau	
Sommeil	
Exercer	
Autres	
Autres	

Notes: _______________________________

Livre de bord de la migraine

Livre de bord de la migraine

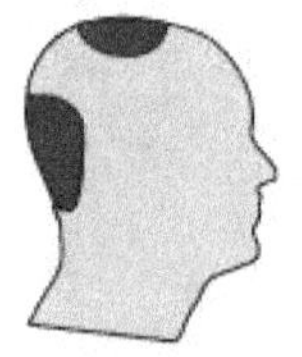
Cou

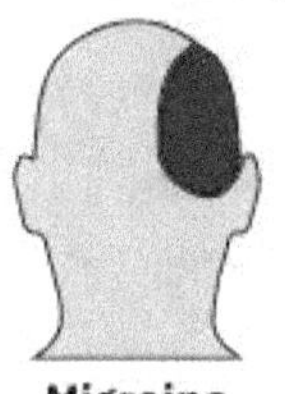
Migraine

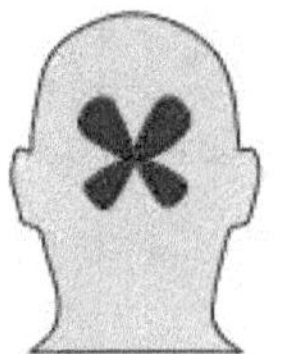
Sinus

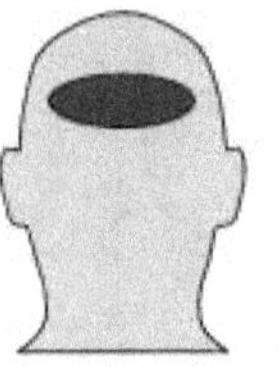
Tension

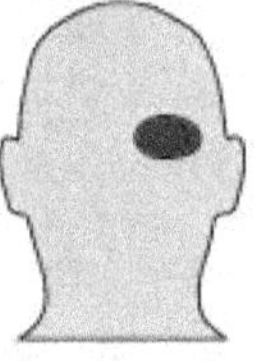
Groupement

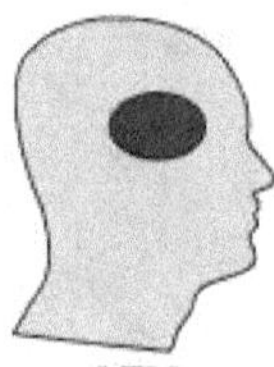
ATM

DATE: _______________ TEMPS [ ]: _______________ _______________

Sévérité de la douleur

1	2	3	4	5	6	7	8	9	10

Déclencheurs

☐ La faim ☐ Insomnie

☐ Lumières vives ☐ Maladie

☐ Café ☐ Fatigue

☐ Stress au travail ☐ Odeurs/ Parfums

☐ Strss à la maison ☐ Motion

☐ Repas sautés ☐ Fatigue des yeux

☐ Anxiété ☐ _______________

Mesures d'allègement

Médicament	
L'eau	
Sommeil	
Exercer	
Autres	
Autres	

Notes: _______________

Livre de bord de la migraine

Livre de bord de la migraine

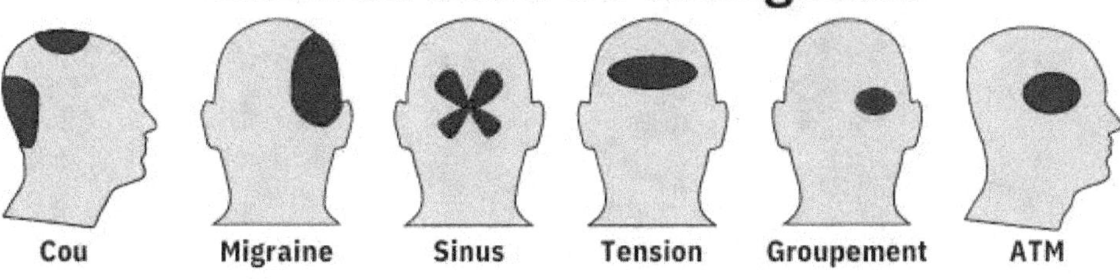

DATE: _______________   TEMPS [ ]: _________   _________

Sévérité de la douleur

1	2	3	4	5	6	7	8	9	10

Déclencheurs

☐ La faim ☐ Insomnie

☐ Lumières vives ☐ Maladie

☐ Café ☐ Fatigue

☐ Stress au travail ☐ Odeurs/ Parfums

☐ Strss à la maison ☐ Motion

☐ Repas sautés ☐ Fatigue des yeux

☐ Anxiété ☐ _____________

Mesures d'allègement

Médicament	
L'eau	
Sommeil	
Exercer	
Autres	
Autres	

Notes: _______________________________________

Livre de bord de la migraine

Livre de bord de la migraine

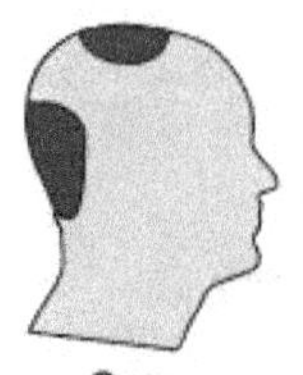
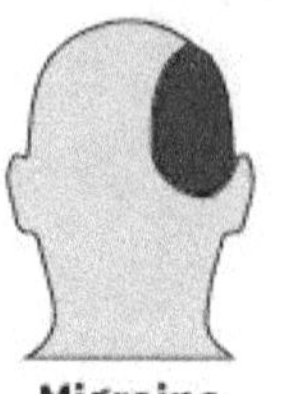
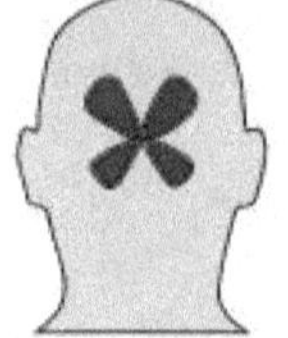
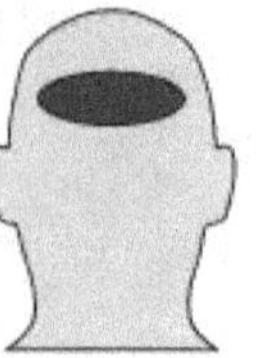
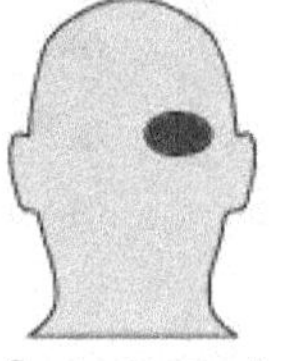
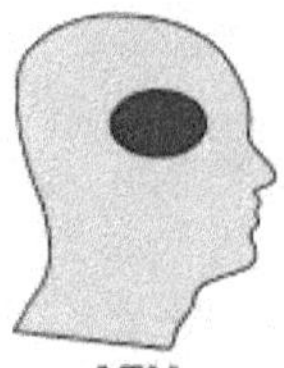

| Cou | Migraine | Sinus | Tension | Groupement | ATM |

DATE: ______________ TEMPS [ ]: __________ __________

Sévérité de la douleur

1	2	3	4	5	6	7	8	9	10

Déclencheurs

☐ La faim	☐ Insomnie
☐ Lumières vives	☐ Maladie
☐ Café	☐ Fatigue
☐ Stress au travail	☐ Odeurs/ Parfums
☐ Strss à la maison	☐ Motion
☐ Repas sautés	☐ Fatigue des yeux
☐ Anxiété	☐ ______________

Mesures d'allègement

Médicament	
L'eau	
Sommeil	
Exercer	
Autres	
Autres	

Notes: ______________________

Livre de bord de la migraine

Livre de bord de la migraine

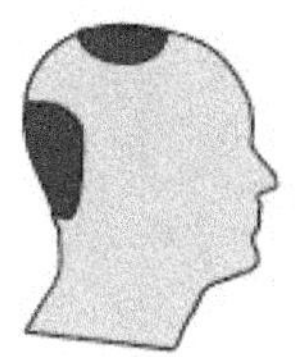 Cou
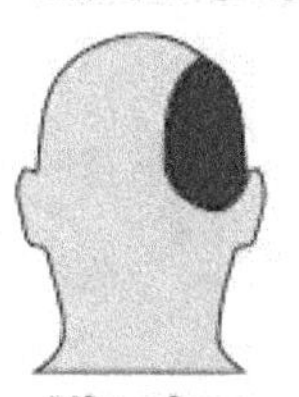 Migraine
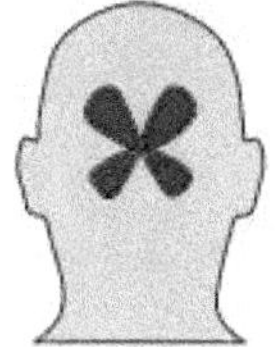 Sinus
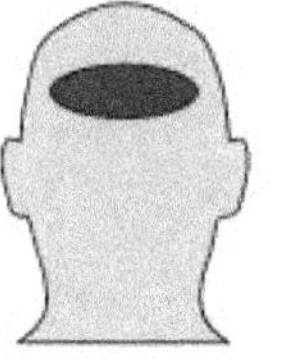 Tension
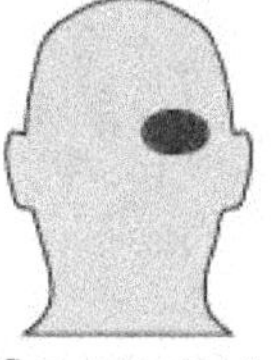 Groupement
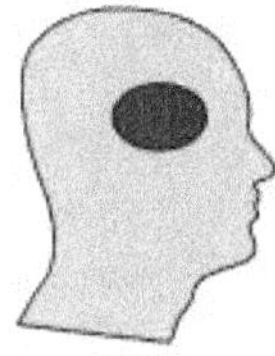 ATM

DATE: _______________   TEMPS [ ]: __________   __________

☐   ☐   ☐   ☐   ☐   ☐   🌡 __________

Sévérité de la douleur

1	2	3	4	5	6	7	8	9	10

Déclencheurs

☐ La faim	☐ Insomnie
☐ Lumières vives	☐ Maladie
☐ Café	☐ Fatigue
☐ Stress au travail	☐ Odeurs/ Parfums
☐ Strss à la maison	☐ Motion
☐ Repas sautés	☐ Fatigue des yeux
☐ Anxiété	☐ ________________

Mesures d'allègement

Médicament	
L'eau	
Sommeil	
Exercer	
Autres	
Autres	

Notes: ____

Livre de bord de la migraine

Livre de bord de la migraine

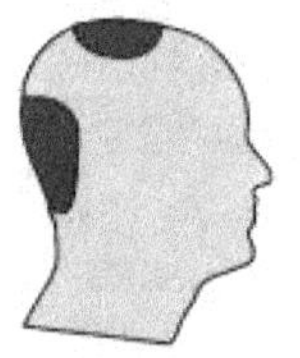 Cou
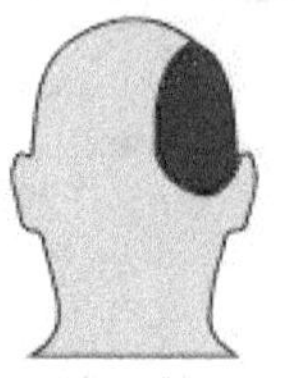 Migraine
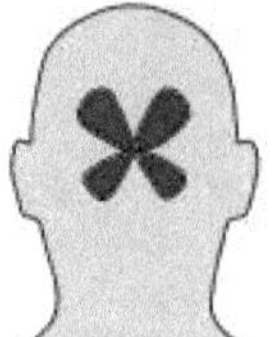 Sinus
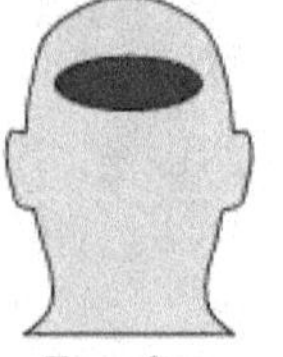 Tension
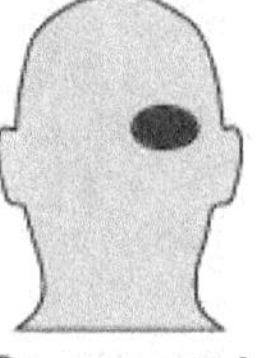 Groupement
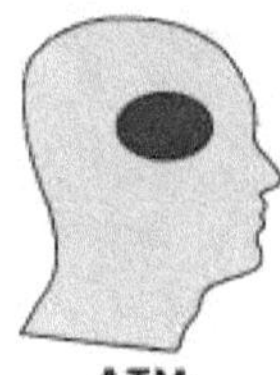 ATM

DATE: _________________ TEMPS [ ]: _________________ _________________

☐ ☐ ☐ ☐ ☐ ☐

Sévérité de la douleur

1	2	3	4	5	6	7	8	9	10

Déclencheurs

☐ La faim   ☐ Insomnie

☐ Lumières vives   ☐ Maladie

☐ Café   ☐ Fatigue

☐ Stress au travail   ☐ Odeurs/ Parfums

☐ Strss à la maison   ☐ Motion

☐ Repas sautés   ☐ Fatigue des yeux

☐ Anxiété   ☐ _________________

Mesures d'allègement

Médicament	
L'eau	
Sommeil	
Exercer	
Autres	
Autres	

Notes: _______________________________________

Livre de bord de la migraine

Livre de bord de la migraine

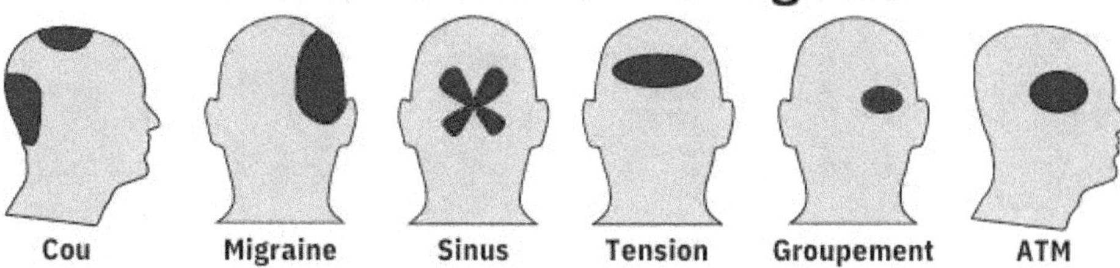

DATE: _______________   TEMPS [ ]: _______________   _______________

☐   ☐   ☐   ☐   ☐   ☐   _______________

Sévérité de la douleur

1	2	3	4	5	6	7	8	9	10

Déclencheurs

☐ La faim   ☐ Insomnie

☐ Lumières vives   ☐ Maladie

☐ Café   ☐ Fatigue

☐ Stress au travail   ☐ Odeurs/ Parfums

☐ Strss à la maison   ☐ Motion

☐ Repas sautés   ☐ Fatigue des yeux

☐ Anxiété   ☐ _______________

Mesures d'allègement

Médicament	
L'eau	
Sommeil	
Exercer	
Autres	
Autres	

Notes: _______________

Livre de bord de la migraine

Livre de bord de la migraine

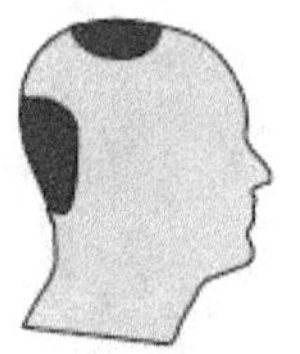 Cou 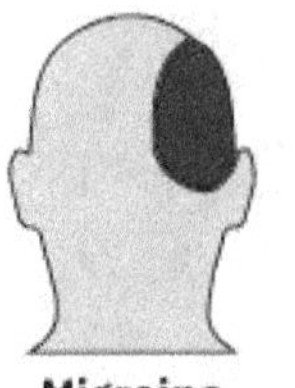 Migraine 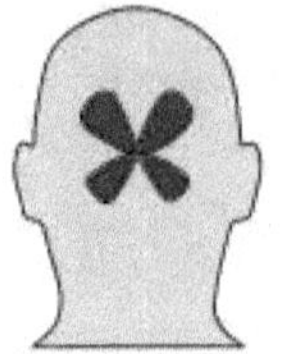 Sinus 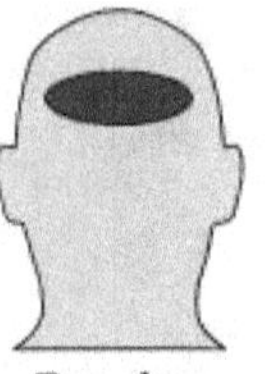 Tension 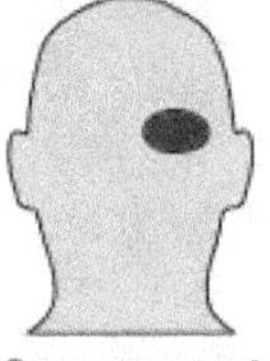 Groupement 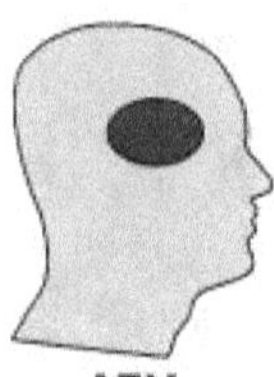 ATM

DATE: __________________ TEMPS [ ]: __________ __________

Sévérité de la douleur

1	2	3	4	5	6	7	8	9	10

Déclencheurs

☐ La faim   ☐ Insomnie

☐ Lumières vives   ☐ Maladie

☐ Café   ☐ Fatigue

☐ Stress au travail   ☐ Odeurs/ Parfums

☐ Strss à la maison   ☐ Motion

☐ Repas sautés   ☐ Fatigue des yeux

☐ Anxiété   ☐ __________________

Mesures d'allègement

Médicament	
L'eau	
Sommeil	
Exercer	
Autres	
Autres	

Notes: ____

Livre de bord de la migraine

Livre de bord de la migraine

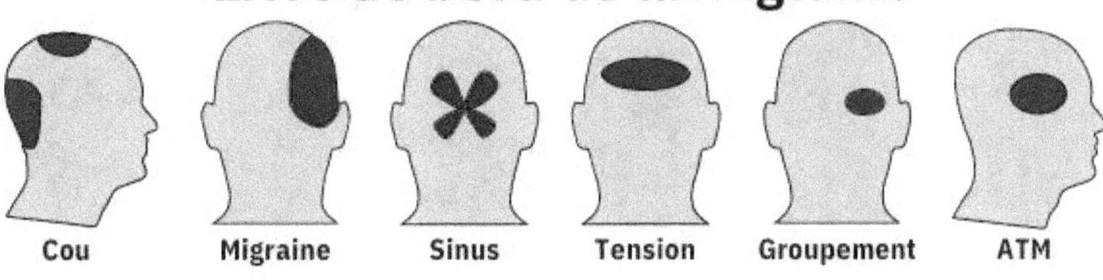

DATE: _______________   TEMPS [ ]: _____________   _____________

Sévérité de la douleur

1	2	3	4	5	6	7	8	9	10

Déclencheurs

- ☐ La faim
- ☐ Lumières vives
- ☐ Café
- ☐ Stress au travail
- ☐ Strss à la maison
- ☐ Repas sautés
- ☐ Anxiété

- ☐ Insomnie
- ☐ Maladie
- ☐ Fatigue
- ☐ Odeurs/ Parfums
- ☐ Motion
- ☐ Fatigue des yeux
- ☐ _______________

Mesures d'allègement

Médicament	
L'eau	
Sommeil	
Exercer	
Autres	
Autres	

Notes: ____

Livre de bord de la migraine

Livre de bord de la migraine

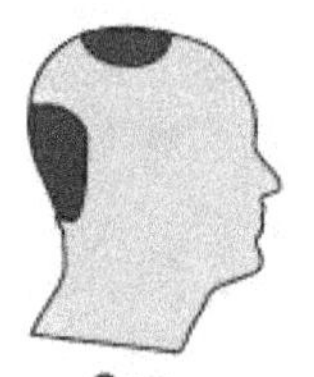 Cou
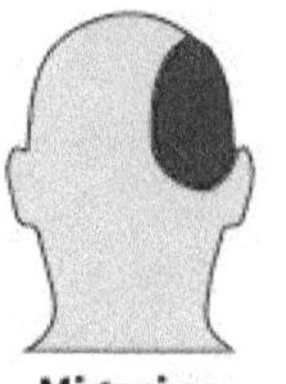 Migraine
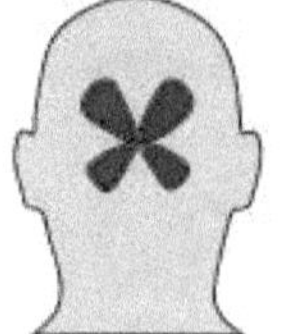 Sinus
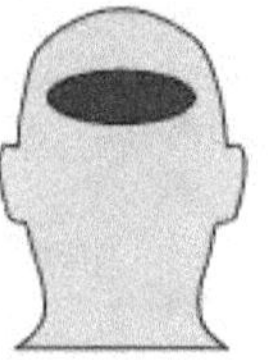 Tension
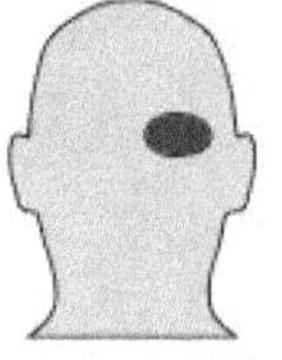 Groupement
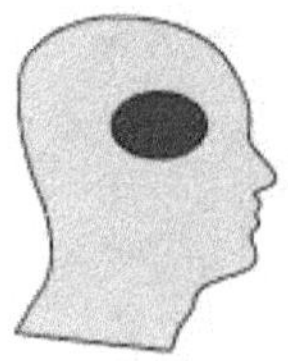 ATM

DATE: _______________________ TEMPS [ ]: _______________ _______________

☐ ☐ ☐ ☐ ☐ ☐ 🌡 _______________

Sévérité de la douleur

1	2	3	4	5	6	7	8	9	10

Déclencheurs

☐ La faim	☐ Insomnie
☐ Lumières vives	☐ Maladie
☐ Café	☐ Fatigue
☐ Stress au travail	☐ Odeurs/ Parfums
☐ Strss à la maison	☐ Motion
☐ Repas sautés	☐ Fatigue des yeux
☐ Anxiété	☐ _______________

Mesures d'allègement

Médicament	
L'eau	
Sommeil	
Exercer	
Autres	
Autres	

Notes: _______________________

Livre de bord de la migraine

Livre de bord de la migraine

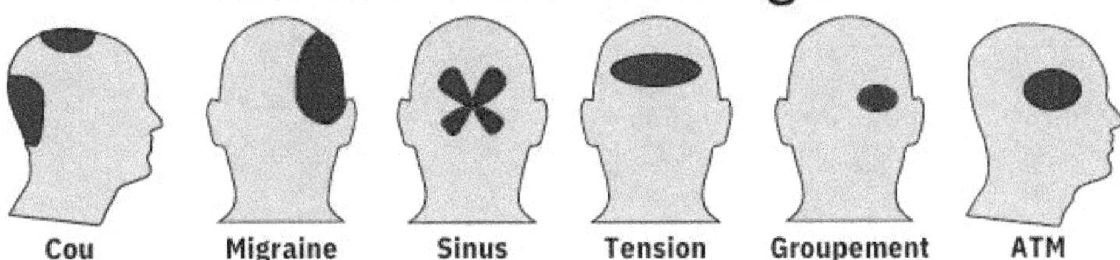

DATE: _______________ TEMPS [ ]: _________ _________

Sévérité de la douleur

1	2	3	4	5	6	7	8	9	10

Déclencheurs

- ☐ La faim
- ☐ Lumières vives
- ☐ Café
- ☐ Stress au travail
- ☐ Strss à la maison
- ☐ Repas sautés
- ☐ Anxiété

- ☐ Insomnie
- ☐ Maladie
- ☐ Fatigue
- ☐ Odeurs/ Parfums
- ☐ Motion
- ☐ Fatigue des yeux
- ☐ _______________

Mesures d'allègement

Médicament	
L'eau	
Sommeil	
Exercer	
Autres	
Autres	

Notes: _______________

Livre de bord de la migraine

Livre de bord de la migraine

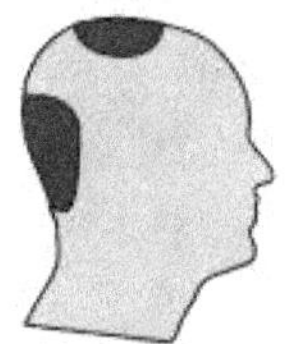
Cou

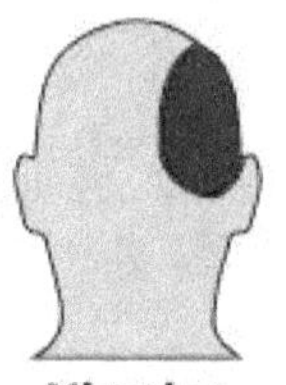
Migraine

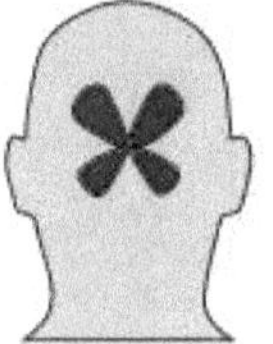
Sinus

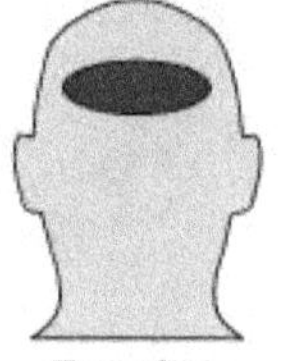
Tension

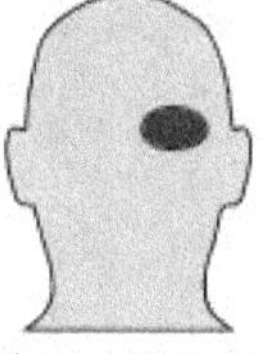
Groupement

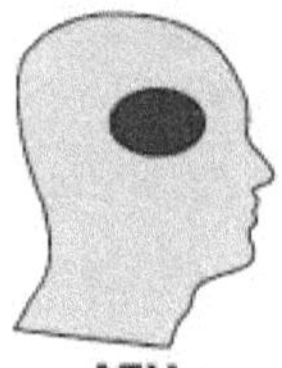
ATM

DATE: _______________   TEMPS [ ]: __________   __________

Sévérité de la douleur

1	2	3	4	5	6	7	8	9	10

Déclencheurs

- ☐ La faim
- ☐ Lumières vives
- ☐ Café
- ☐ Stress au travail
- ☐ Strss à la maison
- ☐ Repas sautés
- ☐ Anxiété

- ☐ Insomnie
- ☐ Maladie
- ☐ Fatigue
- ☐ Odeurs/ Parfums
- ☐ Motion
- ☐ Fatigue des yeux
- ☐ _______________

Mesures d'allègement

Médicament	
L'eau	
Sommeil	
Exercer	
Autres	
Autres	

Notes: _______________________________

Livre de bord de la migraine

Livre de bord de la migraine

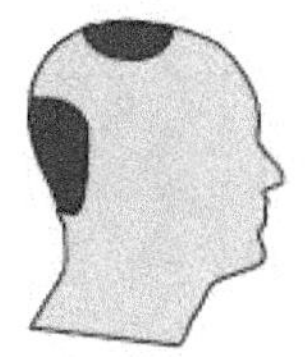 Cou
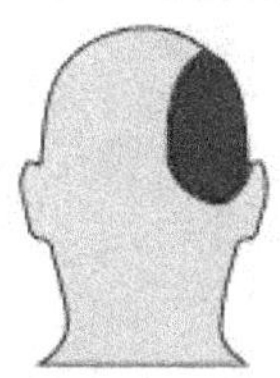 Migraine
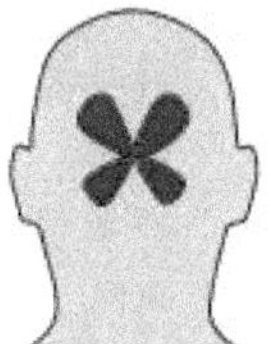 Sinus
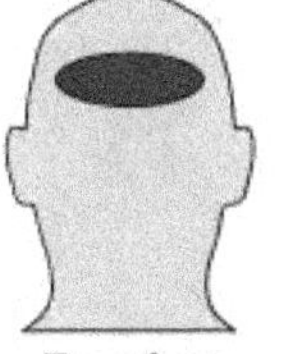 Tension
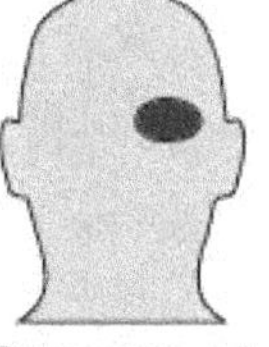 Groupement
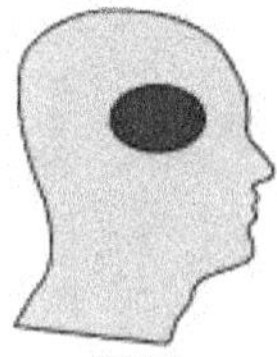 ATM

DATE: _______________   **TEMPS [ ]:** __________   __________

☐ ☐ ☐ ☐ ☐ ☐   _______

Sévérité de la douleur

1	2	3	4	5	6	7	8	9	10

Déclencheurs

☐ La faim	☐ Insomnie
☐ Lumières vives	☐ Maladie
☐ Café	☐ Fatigue
☐ Stress au travail	☐ Odeurs/ Parfums
☐ Strss à la maison	☐ Motion
☐ Repas sautés	☐ Fatigue des yeux
☐ Anxiété	☐ _______________

Mesures d'allègement

Médicament	
L'eau	
Sommeil	
Exercer	
Autres	
Autres	

Notes: _______________________________

Livre de bord de la migraine

Livre de bord de la migraine

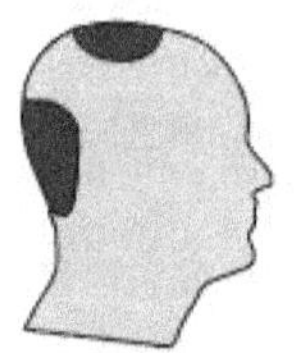 Cou
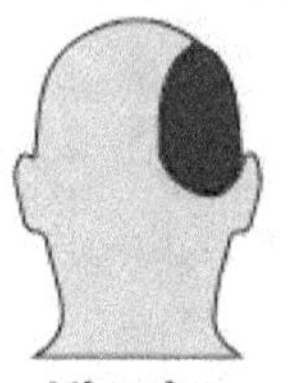 Migraine
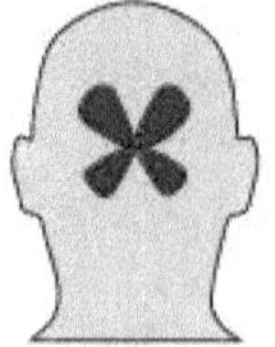 Sinus
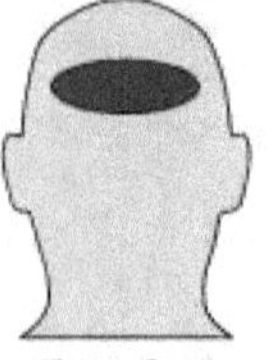 Tension
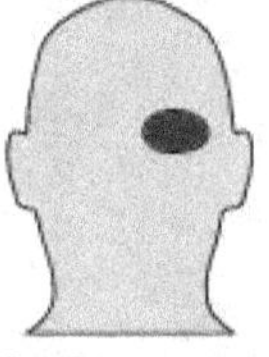 Groupement
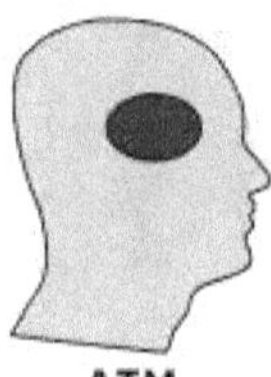 ATM

DATE: ___________   TEMPS [ ]: _________   _________

☐   ☐   ☐   ☐   ☐   ☐

Sévérité de la douleur

1	2	3	4	5	6	7	8	9	10

Déclencheurs

☐ La faim	☐ Insomnie
☐ Lumières vives	☐ Maladie
☐ Café	☐ Fatigue
☐ Stress au travail	☐ Odeurs/ Parfums
☐ Strss à la maison	☐ Motion
☐ Repas sautés	☐ Fatigue des yeux
☐ Anxiété	☐ _____________

Mesures d'allègement

Médicament	
L'eau	
Sommeil	
Exercer	
Autres	
Autres	

Notes: _______________________

Livre de bord de la migraine

Livre de bord de la migraine

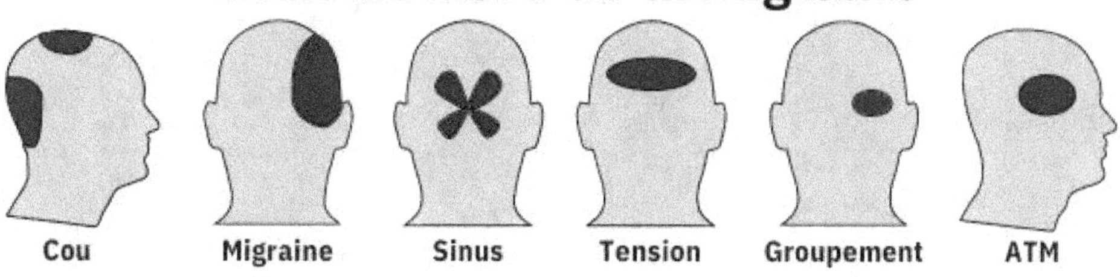

DATE: _______________   TEMPS [ ]: _________   _________

☐   ☐   ☐   ☐   ☐   ☐   _________

Sévérité de la douleur

1	2	3	4	5	6	7	8	9	10

Déclencheurs

☐ La faim   ☐ Insomnie

☐ Lumières vives   ☐ Maladie

☐ Café   ☐ Fatigue

☐ Stress au travail   ☐ Odeurs/ Parfums

☐ Strss à la maison   ☐ Motion

☐ Repas sautés   ☐ Fatigue des yeux

☐ Anxiété   ☐ ________________

Mesures d'allègement

Médicament	
L'eau	
Sommeil	
Exercer	
Autres	
Autres	

Notes: ______________________________

Livre de bord de la migraine

Livre de bord de la migraine

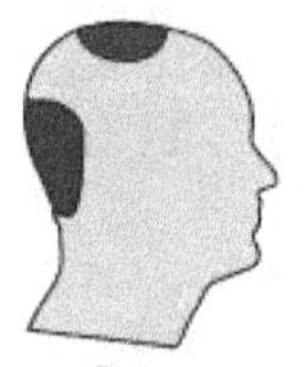 Cou

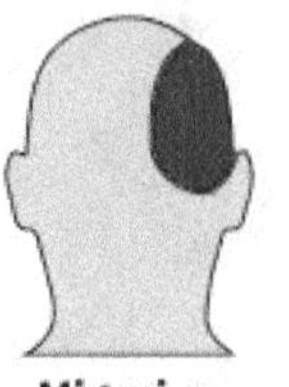 Migraine

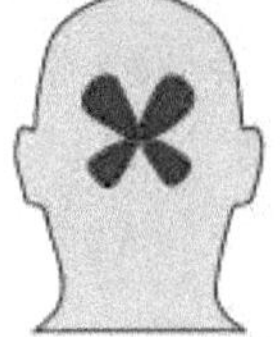 Sinus

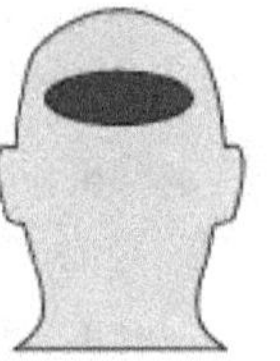 Tension

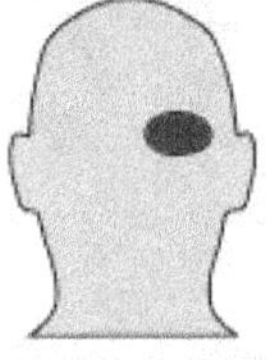 Groupement

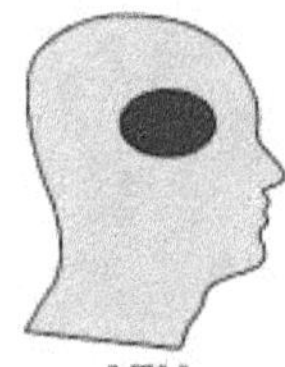 ATM

DATE: _______________   TEMPS [ ]: _________   _________

☐   ☐   ☐   ☐   ☐   ☐   🌡 _________

Sévérité de la douleur

1	2	3	4	5	6	7	8	9	10

Déclencheurs

☐ La faim	☐ Insomnie
☐ Lumières vives	☐ Maladie
☐ Café	☐ Fatigue
☐ Stress au travail	☐ Odeurs/ Parfums
☐ Strss à la maison	☐ Motion
☐ Repas sautés	☐ Fatigue des yeux
☐ Anxiété	☐ _______________

Mesures d'allègement

Médicament	
L'eau	
Sommeil	
Exercer	
Autres	
Autres	

Notes: _______________________________

Livre de bord de la migraine

Livre de bord de la migraine

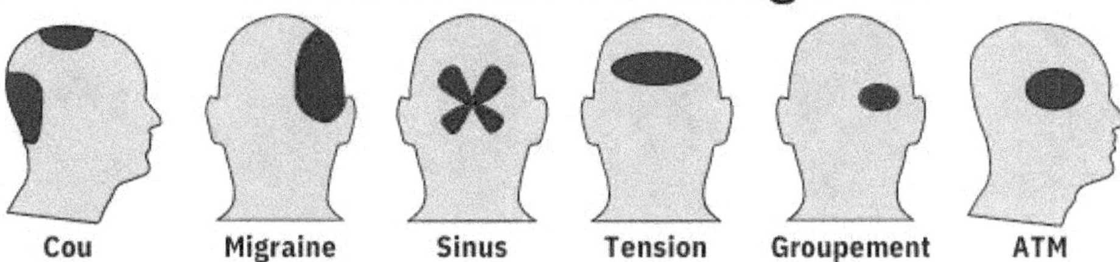

DATE: _______________   TEMPS [ ]: __________   __________

Sévérité de la douleur

1	2	3	4	5	6	7	8	9	10

Déclencheurs

- ☐ La faim
- ☐ Lumières vives
- ☐ Café
- ☐ Stress au travail
- ☐ Strss à la maison
- ☐ Repas sautés
- ☐ Anxiété

- ☐ Insomnie
- ☐ Maladie
- ☐ Fatigue
- ☐ Odeurs/ Parfums
- ☐ Motion
- ☐ Fatigue des yeux
- ☐ _______________

Mesures d'allègement

Médicament	
L'eau	
Sommeil	
Exercer	
Autres	
Autres	

Notes: _______________

Livre de bord de la migraine

Livre de bord de la migraine

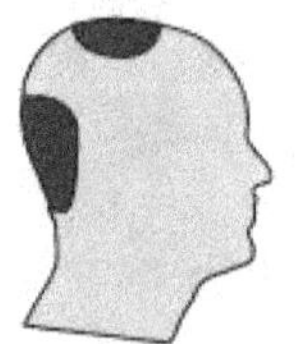 Cou

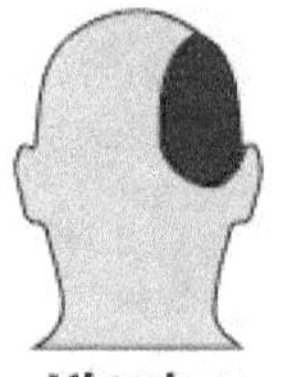 Migraine

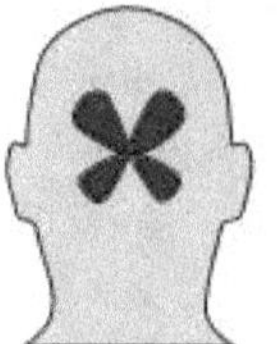 Sinus

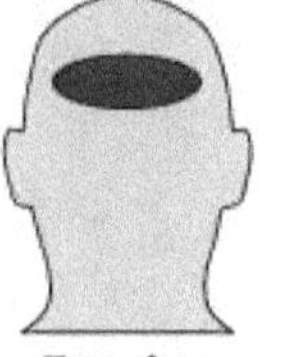 Tension

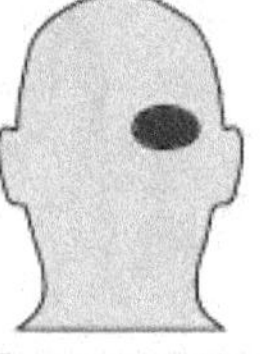 Groupement

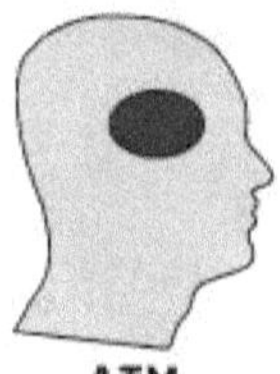 ATM

DATE: _______________   TEMPS [ ]: _________   _________

☐ ☐ ☐ ☐ ☐ ☐   🌡 _______

Sévérité de la douleur

1	2	3	4	5	6	7	8	9	10

Déclencheurs

☐ La faim ☐ Insomnie

☐ Lumières vives ☐ Maladie

☐ Café ☐ Fatigue

☐ Stress au travail ☐ Odeurs/ Parfums

☐ Strss à la maison ☐ Motion

☐ Repas sautés ☐ Fatigue des yeux

☐ Anxiété ☐ _______________

Mesures d'allègement

Médicament	
L'eau	
Sommeil	
Exercer	
Autres	
Autres	

Notes: _______________

Livre de bord de la migraine

Livre de bord de la migraine

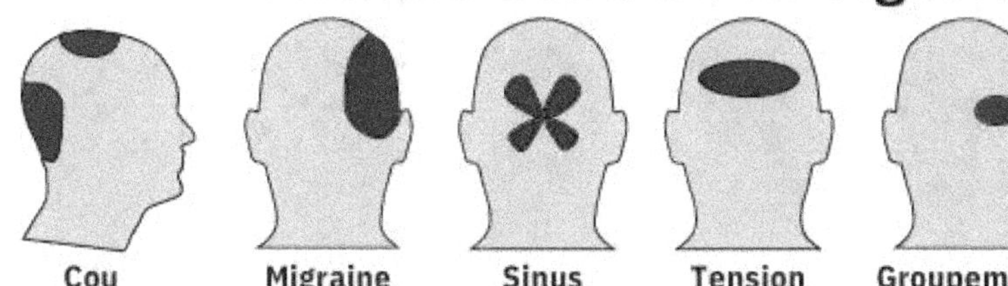

DATE: ___________________ TEMPS [ ]: ___________ ___________

☐ ☐ ☐ ☐ ☐ ☐

Sévérité de la douleur

1	2	3	4	5	6	7	8	9	10

Déclencheurs

☐ La faim	☐ Insomnie
☐ Lumières vives	☐ Maladie
☐ Café	☐ Fatigue
☐ Stress au travail	☐ Odeurs/ Parfums
☐ Strss à la maison	☐ Motion
☐ Repas sautés	☐ Fatigue des yeux
☐ Anxiété	☐ ________________

Mesures d'allègement

Médicament	
L'eau	
Sommeil	
Exercer	
Autres	
Autres	

Notes: _______________________________

Livre de bord de la migraine

Livre de bord de la migraine

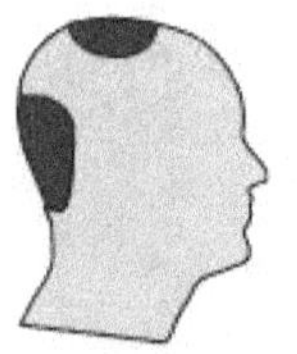

Cou

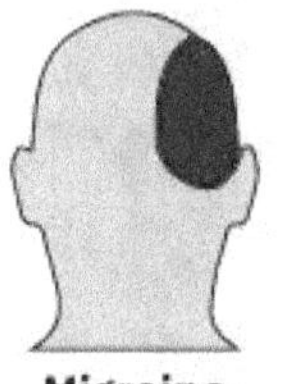

Migraine

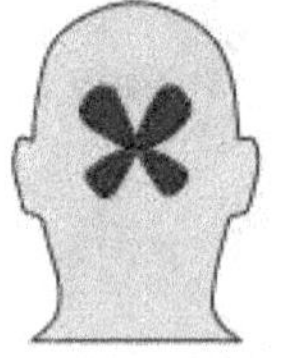

Sinus

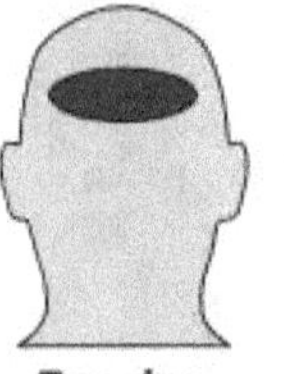

Tension

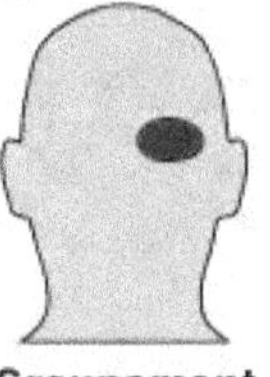

Groupement

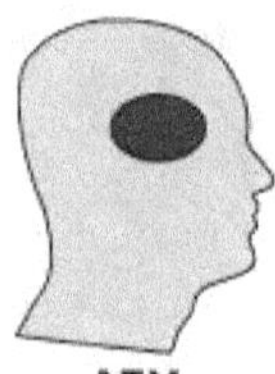

ATM

DATE: ______________ **TEMPS [ ]:** __________ __________

Sévérité de la douleur

1	2	3	4	5	6	7	8	9	10

Déclencheurs

☐ La faim	☐ Insomnie
☐ Lumières vives	☐ Maladie
☐ Café	☐ Fatigue
☐ Stress au travail	☐ Odeurs/ Parfums
☐ Strss à la maison	☐ Motion
☐ Repas sautés	☐ Fatigue des yeux
☐ Anxiété	☐ __________

Mesures d'allègement

Médicament	
L'eau	
Sommeil	
Exercer	
Autres	
Autres	

Notes: __________

Livre de bord de la migraine

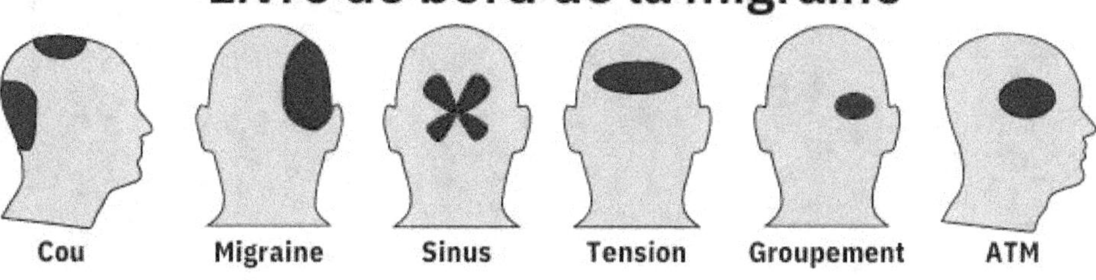

DATE: _______________   **TEMPS [ ]:** __________   __________

Sévérité de la douleur

1	2	3	4	5	6	7	8	9	10

Déclencheurs

☐ La faim	☐ Insomnie
☐ Lumières vives	☐ Maladie
☐ Café	☐ Fatigue
☐ Stress au travail	☐ Odeurs/ Parfums
☐ Strss à la maison	☐ Motion
☐ Repas sautés	☐ Fatigue des yeux
☐ Anxiété	☐ _______________

Mesures d'allègement

Médicament	
L'eau	
Sommeil	
Exercer	
Autres	
Autres	

Notes: ____

Livre de bord de la migraine

Livre de bord de la migraine

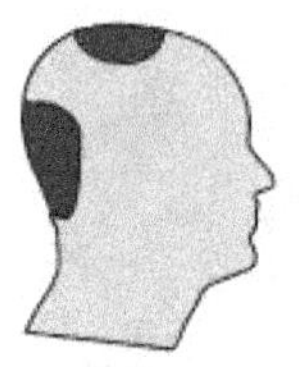 Cou
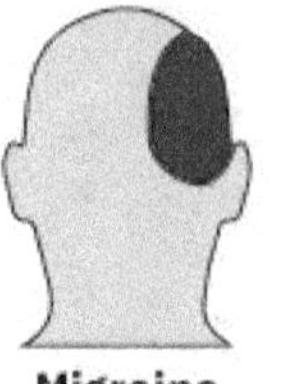 Migraine
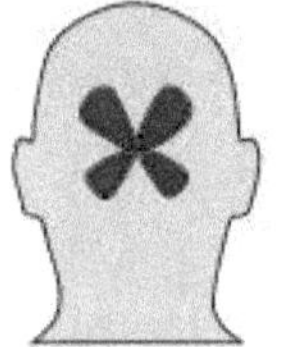 Sinus
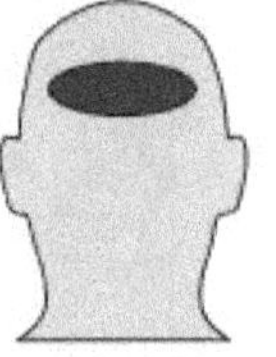 Tension
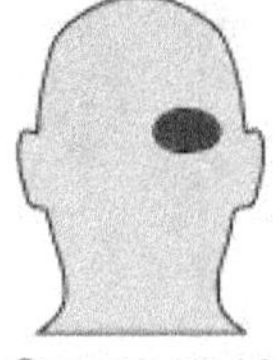 Groupement
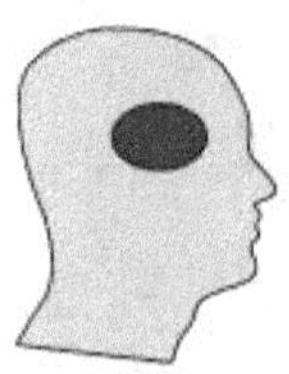 ATM

DATE: _______________   TEMPS [ ]: _______________ _______________

☐   ☐   ☐   ☐   ☐   ☐   _______________

Sévérité de la douleur

1	2	3	4	5	6	7	8	9	10

Déclencheurs

☐ La faim	☐ Insomnie
☐ Lumières vives	☐ Maladie
☐ Café	☐ Fatigue
☐ Stress au travail	☐ Odeurs/ Parfums
☐ Strss à la maison	☐ Motion
☐ Repas sautés	☐ Fatigue des yeux
☐ Anxiété	☐ _______________

Mesures d'allègement

Médicament	
L'eau	
Sommeil	
Exercer	
Autres	
Autres	

Notes: ____

Livre de bord de la migraine

Livre de bord de la migraine

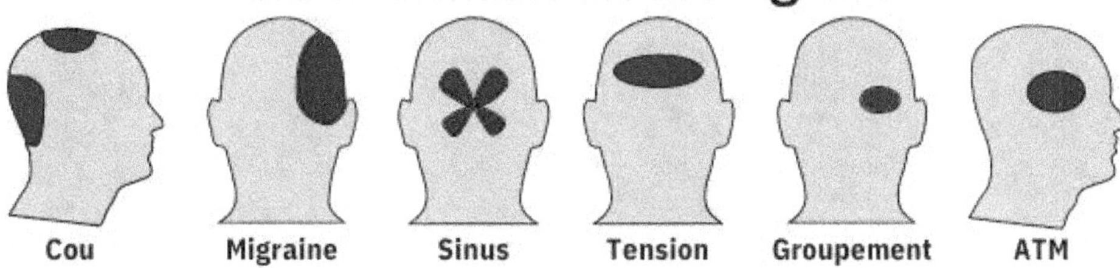

DATE: _______________   TEMPS [ ]: _________   _________

☐   ☐   ☐   ☐   ☐   ☐   _________

Sévérité de la douleur

1	2	3	4	5	6	7	8	9	10

Déclencheurs

☐ La faim   ☐ Insomnie

☐ Lumières vives   ☐ Maladie

☐ Café   ☐ Fatigue

☐ Stress au travail   ☐ Odeurs/ Parfums

☐ Strss à la maison   ☐ Motion

☐ Repas sautés   ☐ Fatigue des yeux

☐ Anxiété   ☐ _______________

Mesures d'allègement

Médicament	
L'eau	
Sommeil	
Exercer	
Autres	
Autres	

Notes: ____

Livre de bord de la migraine

Livre de bord de la migraine

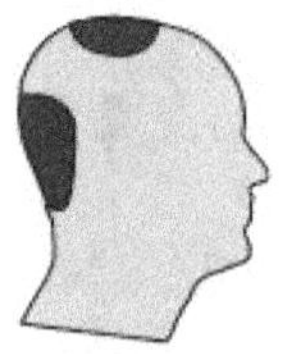 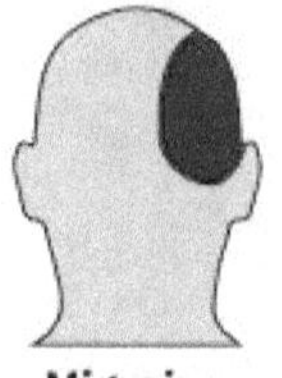 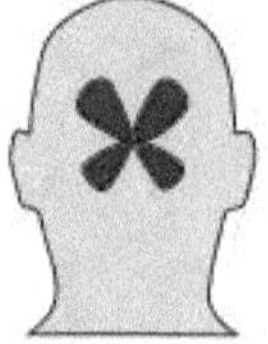 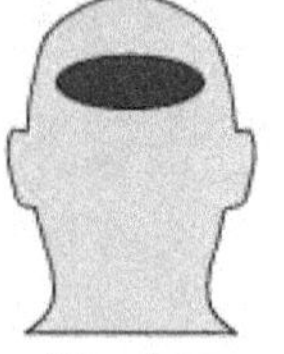 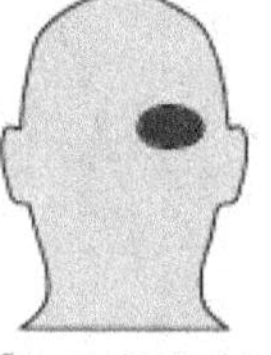 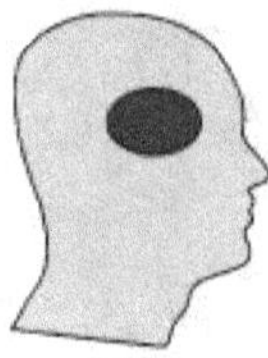

| Cou | Migraine | Sinus | Tension | Groupement | ATM |

DATE: _______________   TEMPS [ ]: _________   _________

Sévérité de la douleur

1	2	3	4	5	6	7	8	9	10

Déclencheurs

- ☐ La faim
- ☐ Lumières vives
- ☐ Café
- ☐ Stress au travail
- ☐ Strss à la maison
- ☐ Repas sautés
- ☐ Anxiété

- ☐ Insomnie
- ☐ Maladie
- ☐ Fatigue
- ☐ Odeurs/ Parfums
- ☐ Motion
- ☐ Fatigue des yeux
- ☐ _______________

Mesures d'allègement

Médicament	
L'eau	
Sommeil	
Exercer	
Autres	
Autres	

Notes: _______________

Livre de bord de la migraine

Livre de bord de la migraine

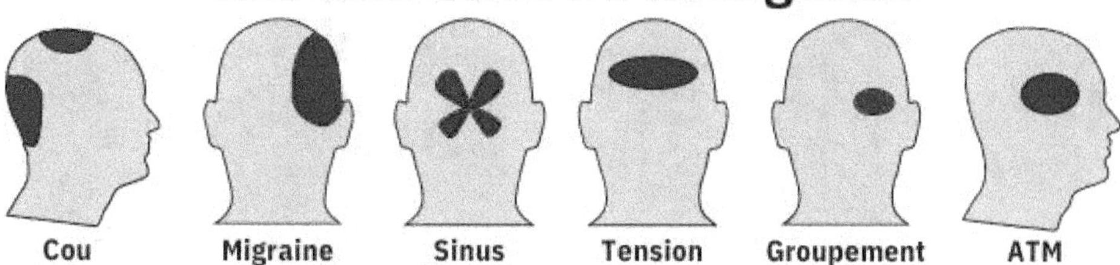

| Cou | Migraine | Sinus | Tension | Groupement | ATM |

DATE: _______________   **TEMPS [ ]:** _______________   _______________

☐ ☀ ☐ ⛅ ☐ 🌥 ☐ 🌦 ☐ 🌧 ☐ 🌨   🌡 _______________

Sévérité de la douleur

| 1 | 2 | 3 | 4 | 5 | 6 | 7 | 8 | 9 | 10 |

Déclencheurs

☐ La faim		☐ Insomnie
☐ Lumières vives		☐ Maladie
☐ Café		☐ Fatigue
☐ Stress au travail		☐ Odeurs/ Parfums
☐ Strss à la maison		☐ Motion
☐ Repas sautés		☐ Fatigue des yeux
☐ Anxiété		☐ _______________

Mesures d'allègement

Médicament	
L'eau	
Sommeil	
Exercer	
Autres	
Autres	

Notes: ____

Livre de bord de la migraine

Livre de bord de la migraine

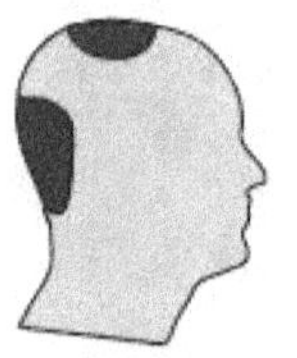 Cou 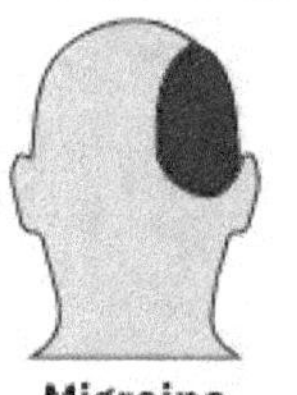 Migraine 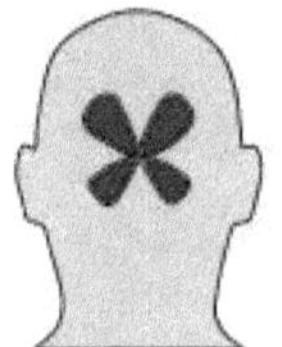 Sinus 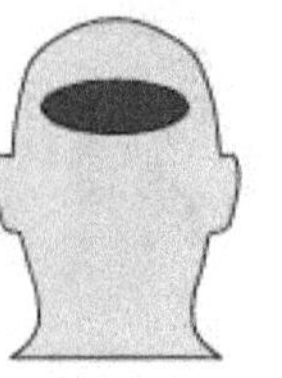 Tension 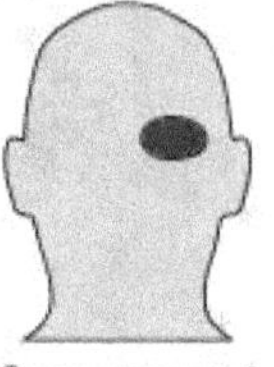 Groupement 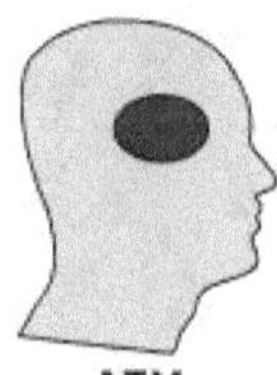 ATM

DATE: ___________________ **TEMPS [ ]:** ___________ ___________

Sévérité de la douleur

1	2	3	4	5	6	7	8	9	10

Déclencheurs

- ☐ La faim
- ☐ Lumières vives
- ☐ Café
- ☐ Stress au travail
- ☐ Strss à la maison
- ☐ Repas sautés
- ☐ Anxiété

- ☐ Insomnie
- ☐ Maladie
- ☐ Fatigue
- ☐ Odeurs/ Parfums
- ☐ Motion
- ☐ Fatigue des yeux
- ☐ ___________________

Mesures d'allègement

Médicament	
L'eau	
Sommeil	
Exercer	
Autres	
Autres	

Notes: ____

Livre de bord de la migraine

Livre de bord de la migraine

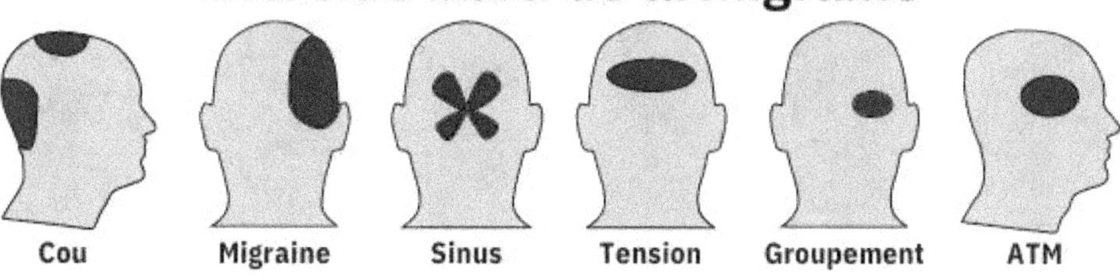

DATE: _______________   TEMPS [ ]: _____________   _____________

☐   ☐   ☐   ☐   ☐   ☐   🌡 _____________

Sévérité de la douleur

1	2	3	4	5	6	7	8	9	10

Déclencheurs

☐ La faim	☐ Insomnie
☐ Lumières vives	☐ Maladie
☐ Café	☐ Fatigue
☐ Stress au travail	☐ Odeurs/ Parfums
☐ Strss à la maison	☐ Motion
☐ Repas sautés	☐ Fatigue des yeux
☐ Anxiété	☐ _____________

Mesures d'allègement

Médicament	
L'eau	
Sommeil	
Exercer	
Autres	
Autres	

Notes: ____

Livre de bord de la migraine

Livre de bord de la migraine

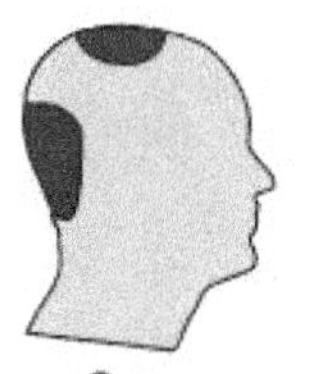 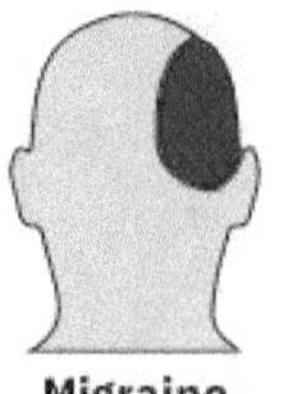 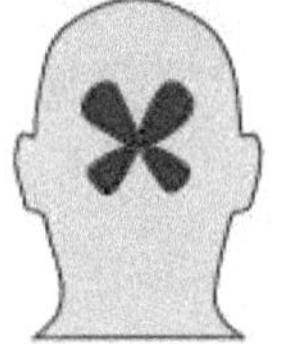 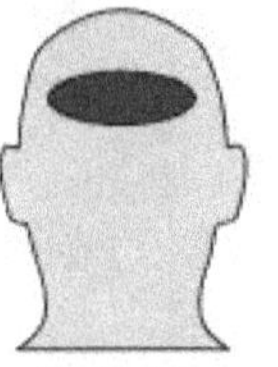 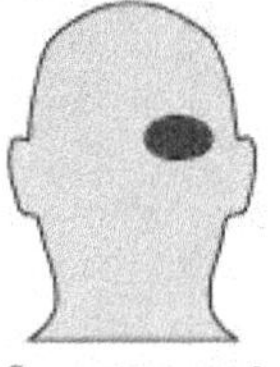 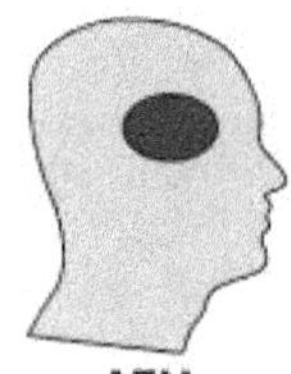

| Cou | Migraine | Sinus | Tension | Groupement | ATM |

DATE: ______________ **TEMPS [ ]:** ______________ ______________

☐ ☐ ☐ ☐ ☐ ☐ 🌡

Sévérité de la douleur

| 1 | 2 | 3 | 4 | 5 | 6 | 7 | 8 | 9 | 10 |

Déclencheurs

☐ La faim   ☐ Insomnie

☐ Lumières vives   ☐ Maladie

☐ Café   ☐ Fatigue

☐ Stress au travail   ☐ Odeurs/ Parfums

☐ Strss à la maison   ☐ Motion

☐ Repas sautés   ☐ Fatigue des yeux

☐ Anxiété   ☐ ______________

Mesures d'allègement

Médicament	
L'eau	
Sommeil	
Exercer	
Autres	
Autres	

Notes: ______________

Livre de bord de la migraine

Livre de bord de la migraine

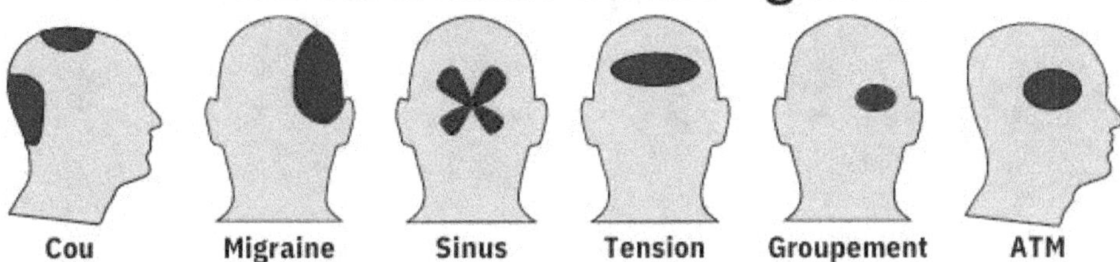

DATE: _______________   TEMPS [ ]: __________   __________

Sévérité de la douleur

1	2	3	4	5	6	7	8	9	10

Déclencheurs

- ☐ La faim
- ☐ Lumières vives
- ☐ Café
- ☐ Stress au travail
- ☐ Strss à la maison
- ☐ Repas sautés
- ☐ Anxiété

- ☐ Insomnie
- ☐ Maladie
- ☐ Fatigue
- ☐ Odeurs/ Parfums
- ☐ Motion
- ☐ Fatigue des yeux
- ☐ ____________

Mesures d'allègement

Médicament	
L'eau	
Sommeil	
Exercer	
Autres	
Autres	

Notes: ____

Livre de bord de la migraine

Livre de bord de la migraine

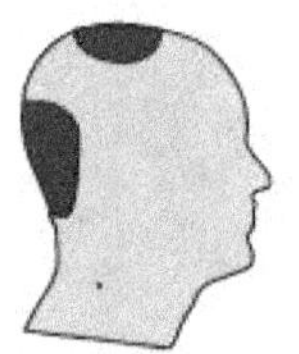
Cou

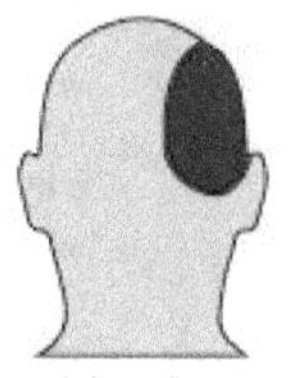
Migraine

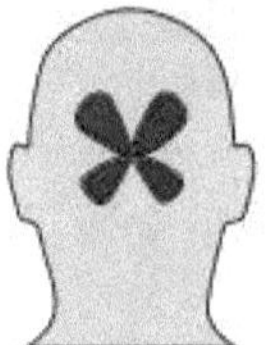
Sinus

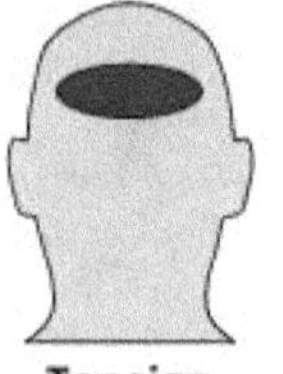
Tension

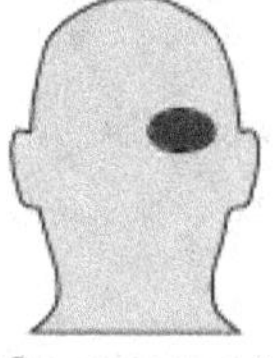
Groupement

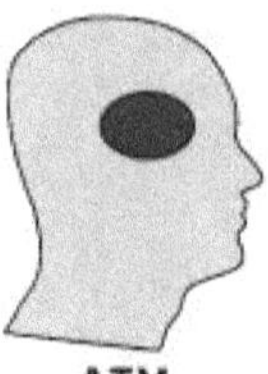
ATM

DATE: _______________   TEMPS [ ]: _________   _________

Sévérité de la douleur

1	2	3	4	5	6	7	8	9	10

Déclencheurs

- ☐ La faim
- ☐ Lumières vives
- ☐ Café
- ☐ Stress au travail
- ☐ Strss à la maison
- ☐ Repas sautés
- ☐ Anxiété

- ☐ Insomnie
- ☐ Maladie
- ☐ Fatigue
- ☐ Odeurs/ Parfums
- ☐ Motion
- ☐ Fatigue des yeux
- ☐ _______________

Mesures d'allègement

Médicament	
L'eau	
Sommeil	
Exercer	
Autres	
Autres	

Notes: _______________

Livre de bord de la migraine

Livre de bord de la migraine

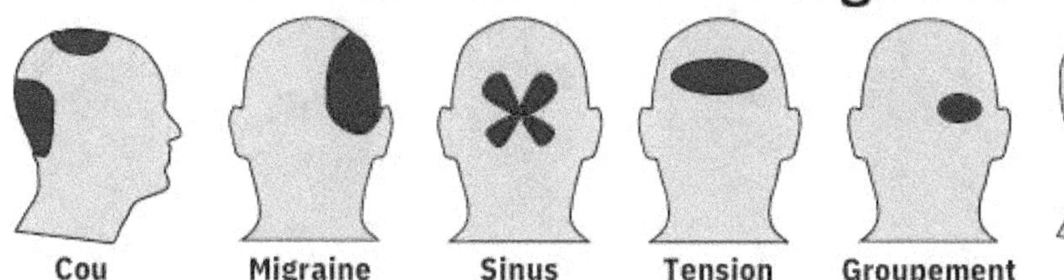

DATE: ________________ TEMPS [ ]: __________ __________

Sévérité de la douleur

1	2	3	4	5	6	7	8	9	10

Déclencheurs

- ☐ La faim
- ☐ Lumières vives
- ☐ Café
- ☐ Stress au travail
- ☐ Strss à la maison
- ☐ Repas sautés
- ☐ Anxiété

- ☐ Insomnie
- ☐ Maladie
- ☐ Fatigue
- ☐ Odeurs/ Parfums
- ☐ Motion
- ☐ Fatigue des yeux
- ☐ ________________

Mesures d'allègement

Médicament	
L'eau	
Sommeil	
Exercer	
Autres	
Autres	

Notes: _______________________________________

Livre de bord de la migraine

Livre de bord de la migraine

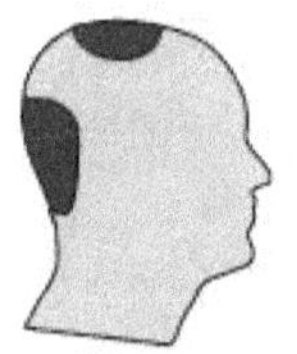 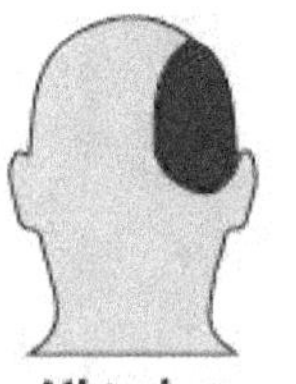 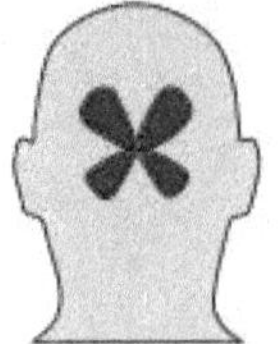 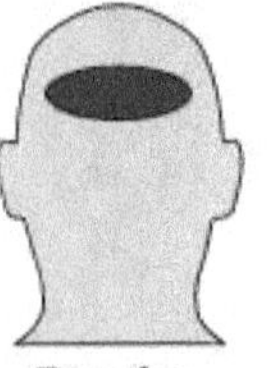 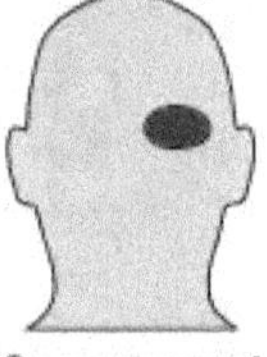 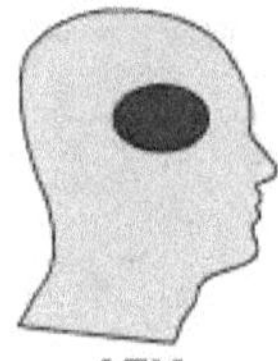

| Cou | Migraine | Sinus | Tension | Groupement | ATM |

DATE: _______________ **TEMPS [ ]:** __________ __________

Sévérité de la douleur

| 1 | 2 | 3 | 4 | 5 | 6 | 7 | 8 | 9 | 10 |

Déclencheurs

- ☐ La faim
- ☐ Lumières vives
- ☐ Café
- ☐ Stress au travail
- ☐ Strss à la maison
- ☐ Repas sautés
- ☐ Anxiété

- ☐ Insomnie
- ☐ Maladie
- ☐ Fatigue
- ☐ Odeurs/ Parfums
- ☐ Motion
- ☐ Fatigue des yeux
- ☐ _______________

Mesures d'allègement

Médicament	
L'eau	
Sommeil	
Exercer	
Autres	
Autres	

Notes: _______________________________

Livre de bord de la migraine

Livre de bord de la migraine

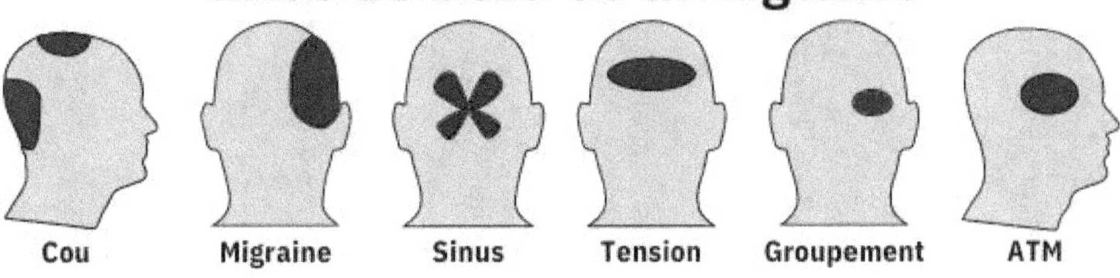

DATE: _______________   TEMPS [ ]: _______________ _______________

Sévérité de la douleur

1	2	3	4	5	6	7	8	9	10

Déclencheurs

☐ La faim   ☐ Insomnie

☐ Lumières vives   ☐ Maladie

☐ Café   ☐ Fatigue

☐ Stress au travail   ☐ Odeurs/ Parfums

☐ Strss à la maison   ☐ Motion

☐ Repas sautés   ☐ Fatigue des yeux

☐ Anxiété   ☐ _______________

Mesures d'allègement

Médicament	
L'eau	
Sommeil	
Exercer	
Autres	
Autres	

Notes: _______________

Livre de bord de la migraine

Livre de bord de la migraine

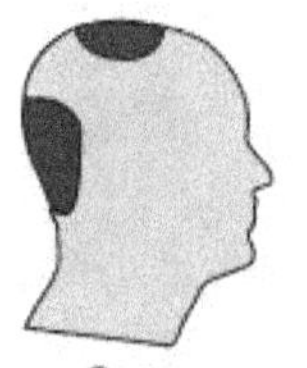 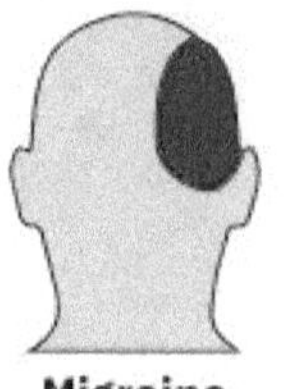 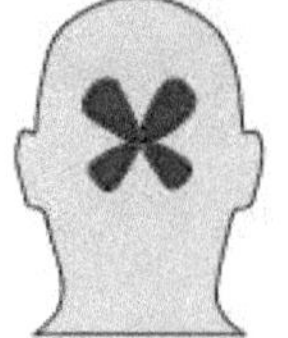 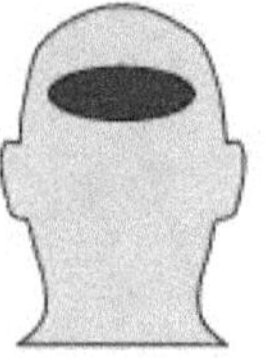 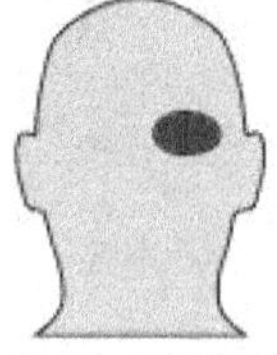 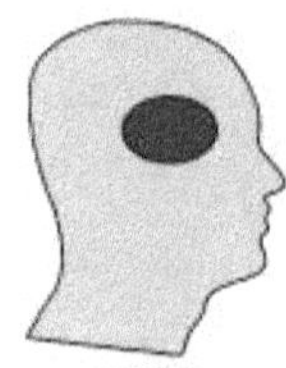

| Cou | Migraine | Sinus | Tension | Groupement | ATM |

DATE: _____________ **TEMPS [ ]:** _____________ _____________

☐ ☐ ☐ ☐ ☐ ☐ 🌡 _____________

Sévérité de la douleur

| 1 | 2 | 3 | 4 | 5 | 6 | 7 | 8 | 9 | 10 |

Déclencheurs

☐ La faim   ☐ Insomnie

☐ Lumières vives   ☐ Maladie

☐ Café   ☐ Fatigue

☐ Stress au travail   ☐ Odeurs/ Parfums

☐ Strss à la maison   ☐ Motion

☐ Repas sautés   ☐ Fatigue des yeux

☐ Anxiété   ☐ _____________

Mesures d'allègement

Médicament	
L'eau	
Sommeil	
Exercer	
Autres	
Autres	

Notes: _____________

Livre de bord de la migraine

Livre de bord de la migraine

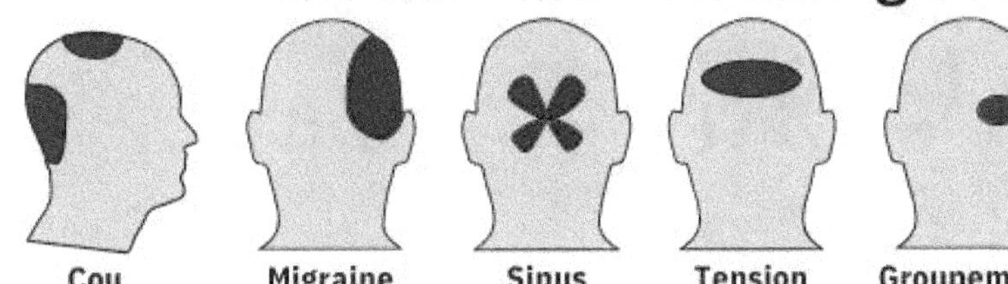
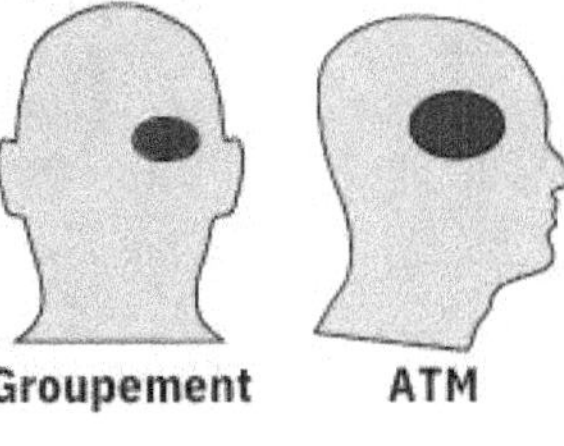

DATE: _________________   TEMPS [ ]: _________   _________

☐   ☐   ☐   ☐   ☐   ☐   _________

Sévérité de la douleur

1	2	3	4	5	6	7	8	9	10

Déclencheurs

☐ La faim   ☐ Insomnie

☐ Lumières vives   ☐ Maladie

☐ Café   ☐ Fatigue

☐ Stress au travail   ☐ Odeurs/ Parfums

☐ Strss à la maison   ☐ Motion

☐ Repas sautés   ☐ Fatigue des yeux

☐ Anxiété   ☐ _______________

Mesures d'allègement

Médicament	
L'eau	
Sommeil	
Exercer	
Autres	
Autres	

Notes: _______________________________

Livre de bord de la migraine

Livre de bord de la migraine

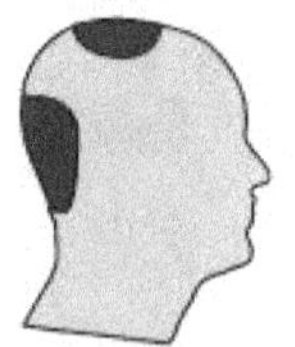 Cou
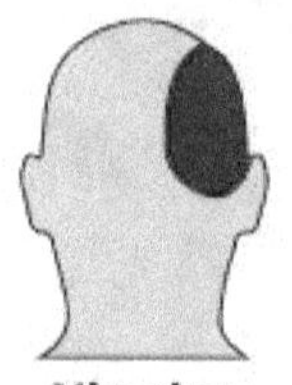 Migraine
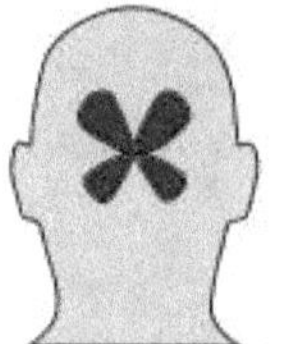 Sinus
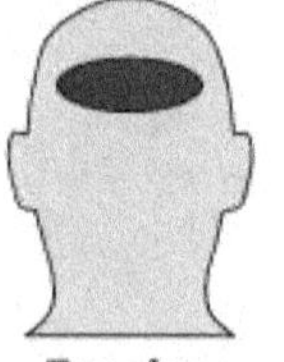 Tension
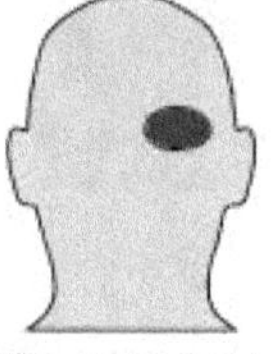 Groupement
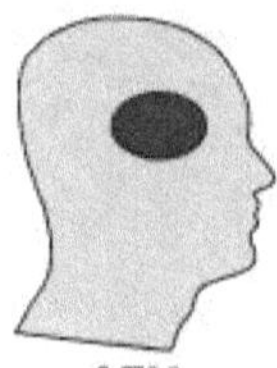 ATM

DATE: _______________   TEMPS [ ]: _________ _________

☀ ☐   ⛅ ☐   🌤 ☐   🌦 ☐   🌧 ☐   🌨 ☐   🌡 _________

Sévérité de la douleur

1	2	3	4	5	6	7	8	9	10

Déclencheurs

☐ La faim		☐ Insomnie	
☐ Lumières vives		☐ Maladie	
☐ Café		☐ Fatigue	
☐ Stress au travail		☐ Odeurs/ Parfums	
☐ Strss à la maison		☐ Motion	
☐ Repas sautés		☐ Fatigue des yeux	
☐ Anxiété		☐ _______________	

Mesures d'allègement

Médicament	
L'eau	
Sommeil	
Exercer	
Autres	
Autres	

Notes: _______________________

Livre de bord de la migraine

Livre de bord de la migraine

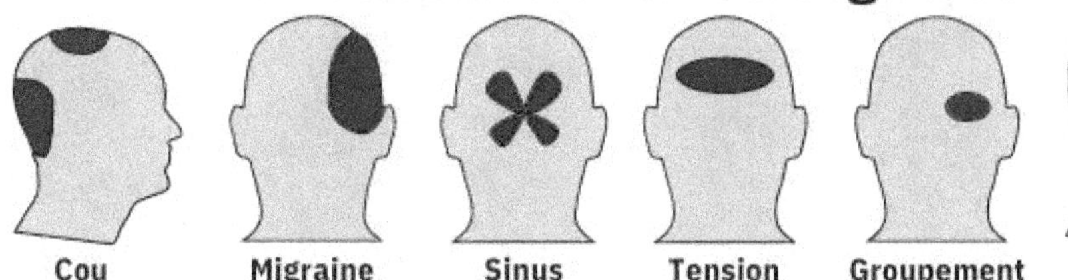

DATE: _________________   TEMPS [ ]: _________   _________

□ □ □ □ □ □

Sévérité de la douleur

1	2	3	4	5	6	7	8	9	10

Déclencheurs

□ La faim   □ Insomnie

□ Lumières vives   □ Maladie

□ Café   □ Fatigue

□ Stress au travail   □ Odeurs/ Parfums

□ Strss à la maison   □ Motion

□ Repas sautés   □ Fatigue des yeux

□ Anxiété   □ ________________

Mesures d'allègement

Médicament	
L'eau	
Sommeil	
Exercer	
Autres	
Autres	

Notes: ____

Livre de bord de la migraine

Livre de bord de la migraine

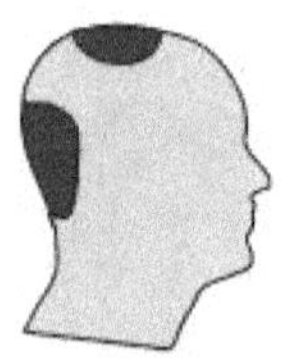 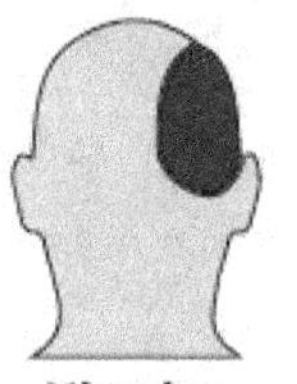 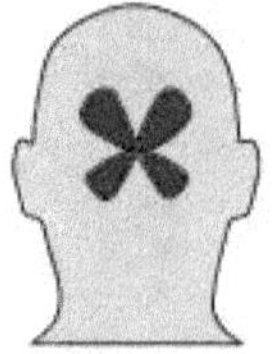 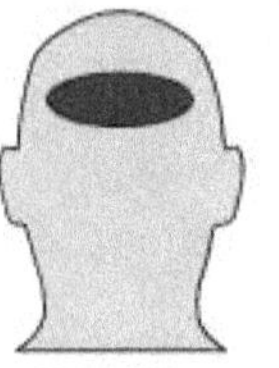 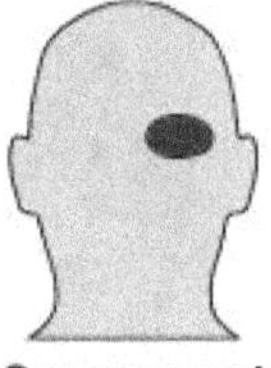 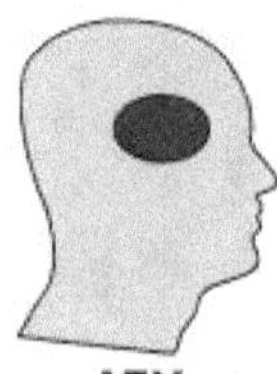

| Cou | Migraine | Sinus | Tension | Groupement | ATM |

DATE: _______________   **TEMPS [ ]:** __________   __________

☐ ☐ ☐ ☐ ☐ ☐

Sévérité de la douleur

1	2	3	4	5	6	7	8	9	10

Déclencheurs

☐ La faim   ☐ Insomnie

☐ Lumières vives   ☐ Maladie

☐ Café   ☐ Fatigue

☐ Stress au travail   ☐ Odeurs/ Parfums

☐ Strss à la maison   ☐ Motion

☐ Repas sautés   ☐ Fatigue des yeux

☐ Anxiété   ☐ ________________

Mesures d'allègement

Médicament	
L'eau	
Sommeil	
Exercer	
Autres	
Autres	

Notes: _______________________________________

Livre de bord de la migraine

Livre de bord de la migraine

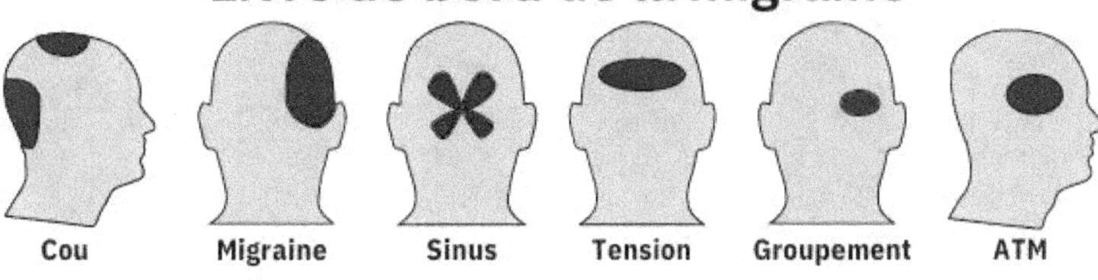

DATE: _______________   TEMPS [ ]: _____________   _____________

Sévérité de la douleur

1	2	3	4	5	6	7	8	9	10

Déclencheurs

- ☐ La faim
- ☐ Lumières vives
- ☐ Café
- ☐ Stress au travail
- ☐ Strss à la maison
- ☐ Repas sautés
- ☐ Anxiété

- ☐ Insomnie
- ☐ Maladie
- ☐ Fatigue
- ☐ Odeurs/ Parfums
- ☐ Motion
- ☐ Fatigue des yeux
- ☐ _______________

Mesures d'allègement

Médicament	
L'eau	
Sommeil	
Exercer	
Autres	
Autres	

Notes: _______________

Livre de bord de la migraine

Livre de bord de la migraine

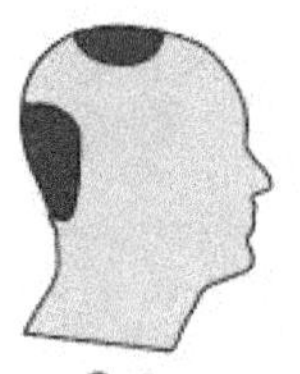
Cou

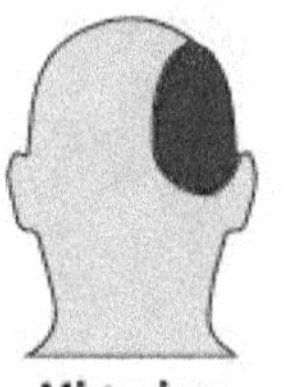
Migraine

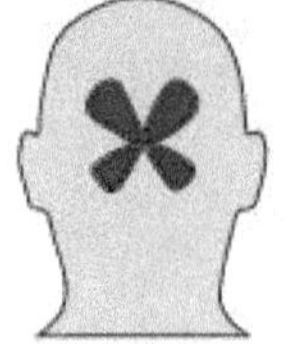
Sinus

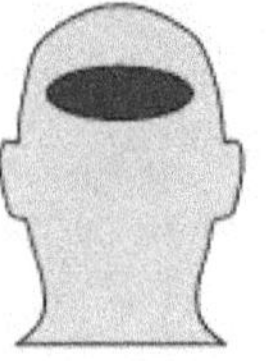
Tension

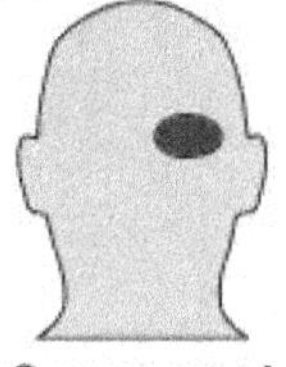
Groupement

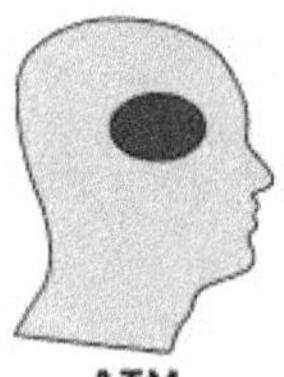
ATM

DATE: ___________________   **TEMPS [ ]:** ___________   ___________

Sévérité de la douleur

1	2	3	4	5	6	7	8	9	10

Déclencheurs

☐ La faim	☐ Insomnie
☐ Lumières vives	☐ Maladie
☐ Café	☐ Fatigue
☐ Stress au travail	☐ Odeurs/ Parfums
☐ Strss à la maison	☐ Motion
☐ Repas sautés	☐ Fatigue des yeux
☐ Anxiété	☐ ___________

Mesures d'allègement

Médicament	
L'eau	
Sommeil	
Exercer	
Autres	
Autres	

Notes: _______________________

Livre de bord de la migraine

Livre de bord de la migraine

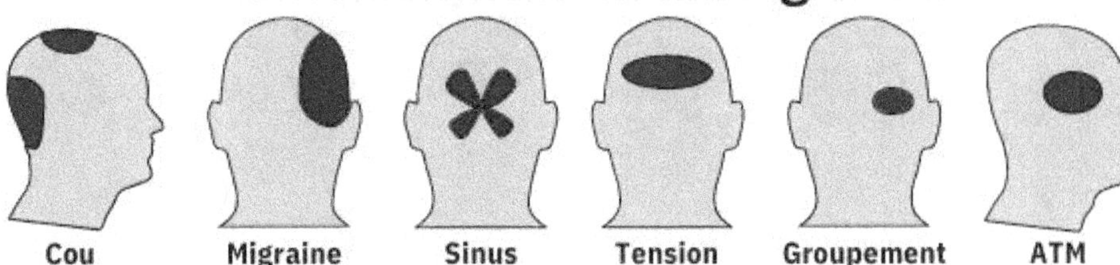

DATE: _______________ TEMPS [ ]: __________ __________

Sévérité de la douleur

1	2	3	4	5	6	7	8	9	10

Déclencheurs

- ☐ La faim
- ☐ Lumières vives
- ☐ Café
- ☐ Stress au travail
- ☐ Strss à la maison
- ☐ Repas sautés
- ☐ Anxiété

- ☐ Insomnie
- ☐ Maladie
- ☐ Fatigue
- ☐ Odeurs/ Parfums
- ☐ Motion
- ☐ Fatigue des yeux
- ☐ _______________

Mesures d'allègement

Médicament	
L'eau	
Sommeil	
Exercer	
Autres	
Autres	

Notes: _______________________

Livre de bord de la migraine

Livre de bord de la migraine

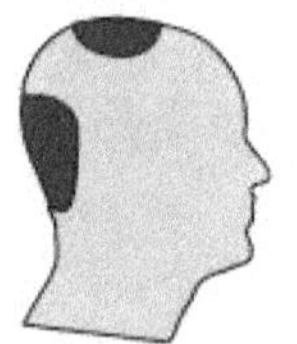 Cou
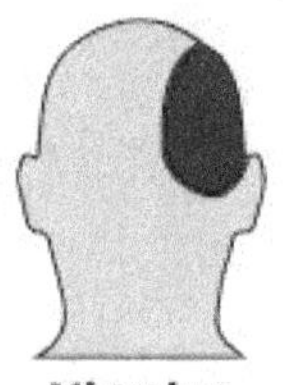 Migraine
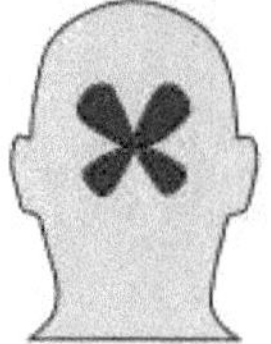 Sinus
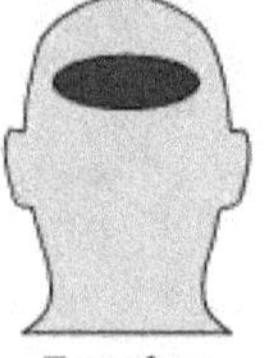 Tension
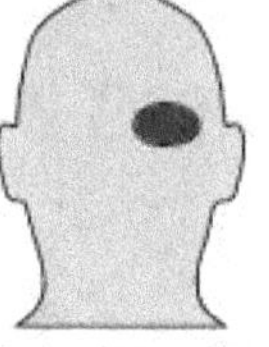 Groupement
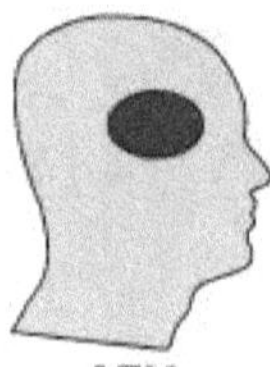 ATM

DATE: _________________   TEMPS [ ]: _________   _________

☐   ☐   ☐   ☐   ☐   ☐   🌡 _________

Sévérité de la douleur

1	2	3	4	5	6	7	8	9	10

Déclencheurs

☐ La faim	☐ Insomnie
☐ Lumières vives	☐ Maladie
☐ Café	☐ Fatigue
☐ Stress au travail	☐ Odeurs/ Parfums
☐ Strss à la maison	☐ Motion
☐ Repas sautés	☐ Fatigue des yeux
☐ Anxiété	☐ _____________

Mesures d'allègement

Médicament	
L'eau	
Sommeil	
Exercer	
Autres	
Autres	

Notes: _______________________

Livre de bord de la migraine

Livre de bord de la migraine

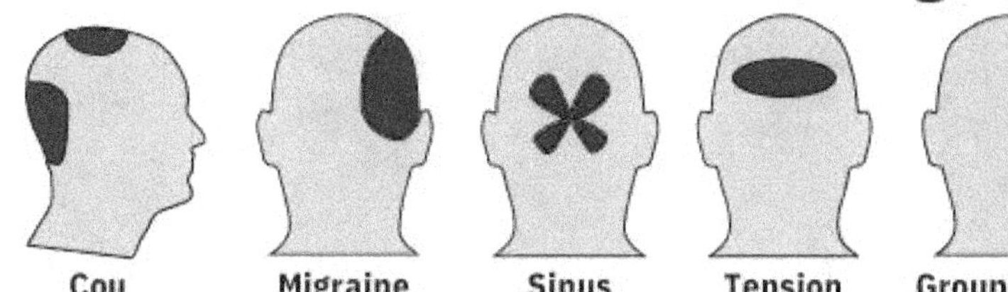

| Cou | Migraine | Sinus | Tension | Groupement | ATM |

DATE: _______________   **TEMPS [ ]:** _____________ _____________

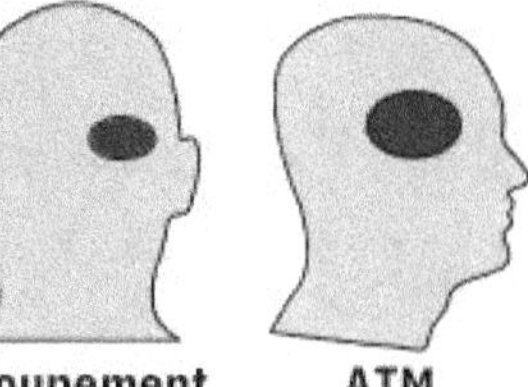

☐   ☐   ☐   ☐   ☐   ☐

Sévérité de la douleur

1	2	3	4	5	6	7	8	9	10

Déclencheurs

☐ La faim   ☐ Insomnie

☐ Lumières vives   ☐ Maladie

☐ Café   ☐ Fatigue

☐ Stress au travail ☐ Odeurs/ Parfums

☐ Strss à la maison ☐ Motion

☐ Repas sautés   ☐ Fatigue des yeux

☐ Anxiété   ☐ _______________

Mesures d'allègement

Médicament	
L'eau	
Sommeil	
Exercer	
Autres	
Autres	

Notes: _______________________________

Livre de bord de la migraine

Livre de bord de la migraine

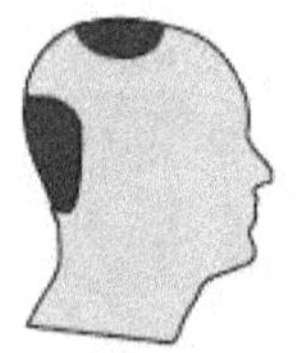

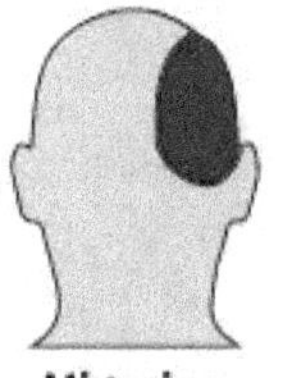

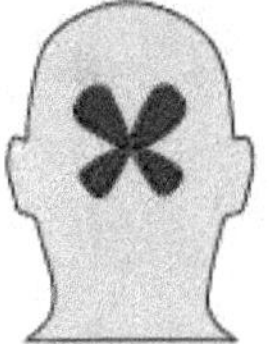

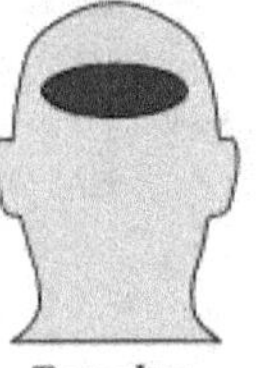

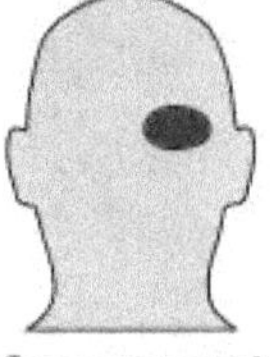

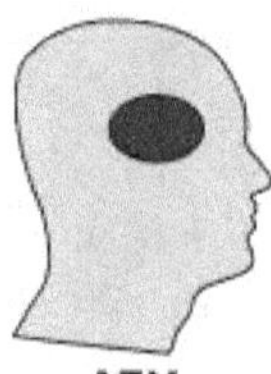

| Cou | Migraine | Sinus | Tension | Groupement | ATM |

DATE: _______________   TEMPS [ ]: __________   __________

Sévérité de la douleur

1	2	3	4	5	6	7	8	9	10

Déclencheurs

- ☐ La faim
- ☐ Lumières vives
- ☐ Café
- ☐ Stress au travail
- ☐ Strss à la maison
- ☐ Repas sautés
- ☐ Anxiété

- ☐ Insomnie
- ☐ Maladie
- ☐ Fatigue
- ☐ Odeurs/ Parfums
- ☐ Motion
- ☐ Fatigue des yeux
- ☐ _______________

Mesures d'allègement

Médicament	
L'eau	
Sommeil	
Exercer	
Autres	
Autres	

Notes: _______________________________

Livre de bord de la migraine

Livre de bord de la migraine

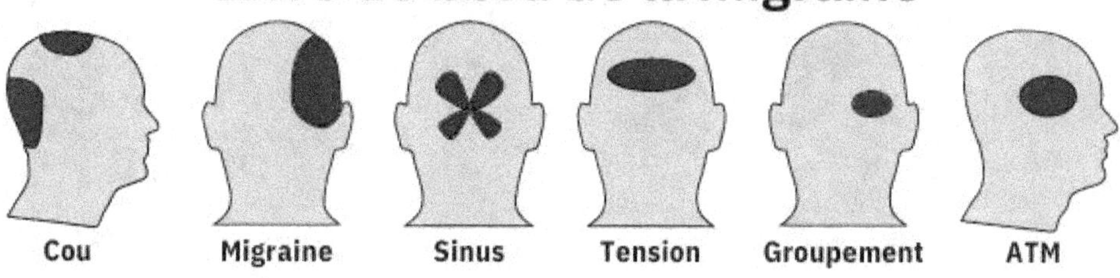

DATE: _________________   TEMPS [ ]: __________ __________

☐   ☐   ☐   ☐   ☐   ☐   __________

Sévérité de la douleur

1	2	3	4	5	6	7	8	9	10

Déclencheurs

☐ La faim   ☐ Insomnie

☐ Lumières vives   ☐ Maladie

☐ Café   ☐ Fatigue

☐ Stress au travail   ☐ Odeurs/ Parfums

☐ Strss à la maison   ☐ Motion

☐ Repas sautés   ☐ Fatigue des yeux

☐ Anxiété   ☐ _________________

Mesures d'allègement

Médicament	
L'eau	
Sommeil	
Exercer	
Autres	
Autres	

Notes: _______________________________________

Livre de bord de la migraine

Livre de bord de la migraine

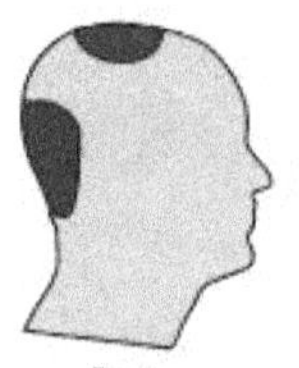

Cou

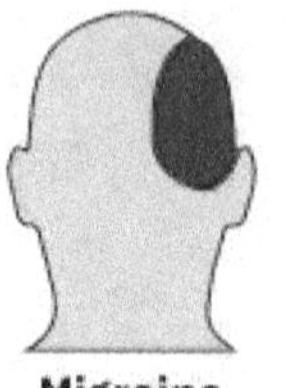

Migraine

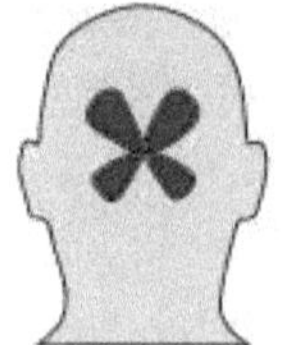

Sinus

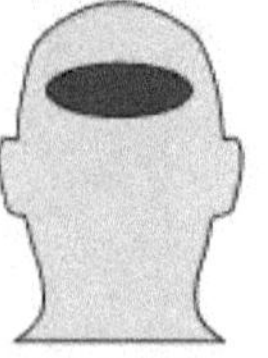

Tension

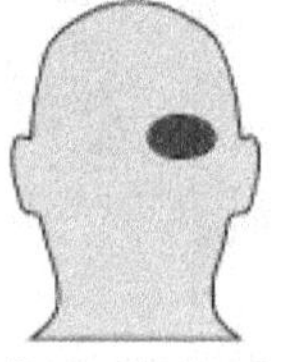

Groupement

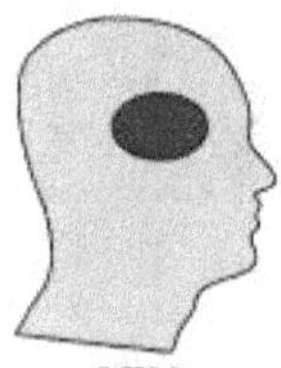

ATM

DATE: _______________   TEMPS [ ]: _________ _________

☀ ☐   ⛅ ☐   🌤 ☐   🌦 ☐   ☁ ☐   🌨 ☐   🌡 _______

Sévérité de la douleur

1	2	3	4	5	6	7	8	9	10

Déclencheurs

☐ La faim   ☐ Insomnie

☐ Lumières vives   ☐ Maladie

☐ Café   ☐ Fatigue

☐ Stress au travail   ☐ Odeurs/ Parfums

☐ Strss à la maison   ☐ Motion

☐ Repas sautés   ☐ Fatigue des yeux

☐ Anxiété   ☐ _______________

Mesures d'allègement

Médicament	
L'eau	
Sommeil	
Exercer	
Autres	
Autres	

Notes: _______________________

Livre de bord de la migraine

Livre de bord de la migraine

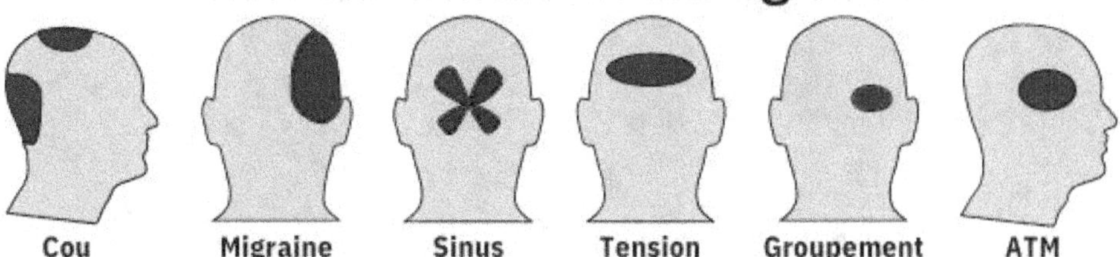

DATE: _______________ TEMPS [ ]: _________ _________

Sévérité de la douleur

1	2	3	4	5	6	7	8	9	10

Déclencheurs

☐ La faim		☐ Insomnie
☐ Lumières vives		☐ Maladie
☐ Café		☐ Fatigue
☐ Stress au travail		☐ Odeurs/ Parfums
☐ Strss à la maison		☐ Motion
☐ Repas sautés		☐ Fatigue des yeux
☐ Anxiété		☐ _______________

Mesures d'allègement

Médicament	
L'eau	
Sommeil	
Exercer	
Autres	
Autres	

Notes: _______________________________

Livre de bord de la migraine

Livre de bord de la migraine

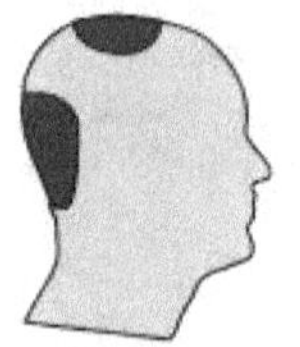
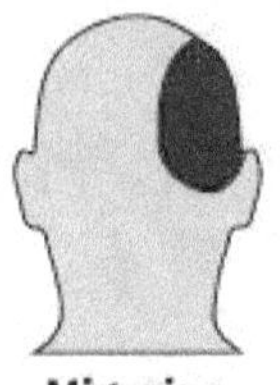
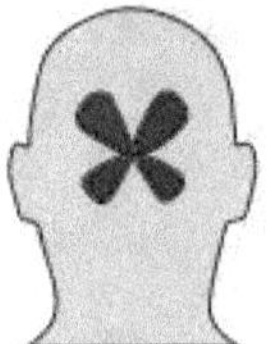
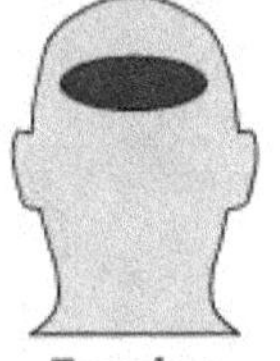
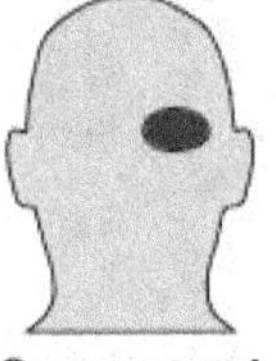
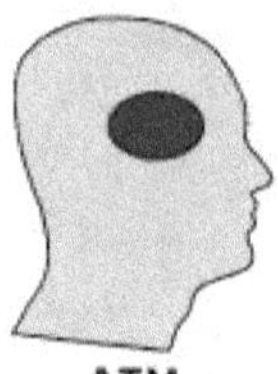

| Cou | Migraine | Sinus | Tension | Groupement | ATM |

DATE: ___________________   TEMPS [ ]: ___________________

Sévérité de la douleur

| 1 | 2 | 3 | 4 | 5 | 6 | 7 | 8 | 9 | 10 |

Déclencheurs

☐ La faim ☐ Insomnie

☐ Lumières vives ☐ Maladie

☐ Café ☐ Fatigue

☐ Stress au travail ☐ Odeurs/ Parfums

☐ Strss à la maison ☐ Motion

☐ Repas sautés ☐ Fatigue des yeux

☐ Anxiété ☐ _______________

Mesures d'allègement

Médicament	
L'eau	
Sommeil	
Exercer	
Autres	
Autres	

Notes: _______________________________________

Livre de bord de la migraine

Livre de bord de la migraine

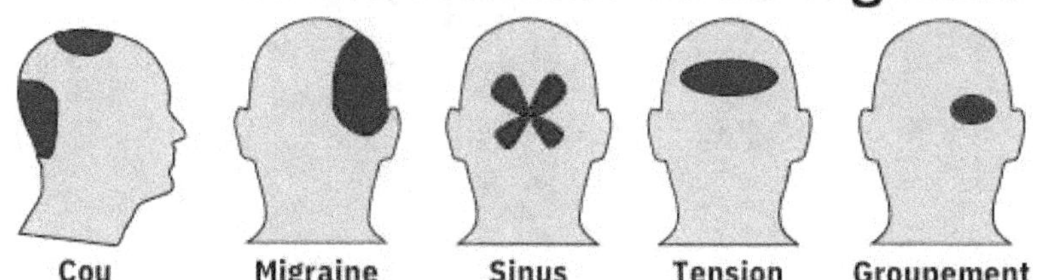

DATE: _______________   TEMPS [ ]: __________ __________

Sévérité de la douleur

1	2	3	4	5	6	7	8	9	10

Déclencheurs

☐ La faim		☐ Insomnie	
☐ Lumières vives		☐ Maladie	
☐ Café		☐ Fatigue	
☐ Stress au travail		☐ Odeurs/ Parfums	
☐ Strss à la maison		☐ Motion	
☐ Repas sautés		☐ Fatigue des yeux	
☐ Anxiété		☐ _____________	

Mesures d'allègement

Médicament	
L'eau	
Sommeil	
Exercer	
Autres	
Autres	

Notes: ______________________________________

Livre de bord de la migraine

Livre de bord de la migraine

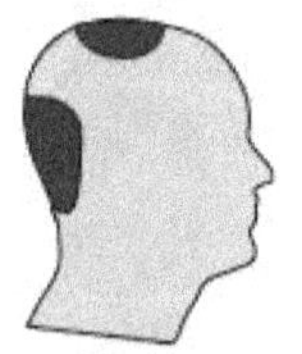
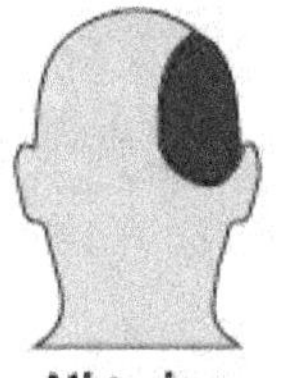
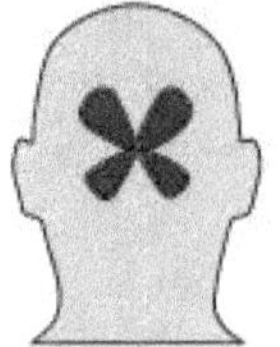
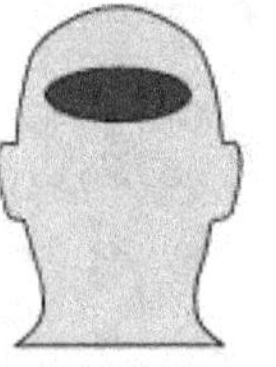
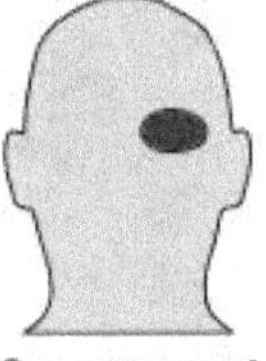
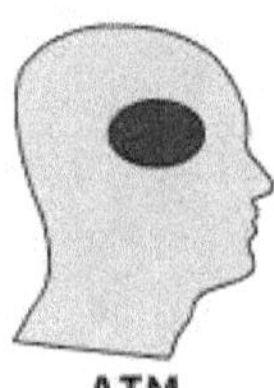

| Cou | Migraine | Sinus | Tension | Groupement | ATM |

DATE: _______________   TEMPS [ ]: _________   _________

Sévérité de la douleur

1	2	3	4	5	6	7	8	9	10

Déclencheurs

☐ La faim	☐ Insomnie
☐ Lumières vives	☐ Maladie
☐ Café	☐ Fatigue
☐ Stress au travail	☐ Odeurs/ Parfums
☐ Strss à la maison	☐ Motion
☐ Repas sautés	☐ Fatigue des yeux
☐ Anxiété	☐ _____________

Mesures d'allègement

Médicament	
L'eau	
Sommeil	
Exercer	
Autres	
Autres	

Notes: ____

Livre de bord de la migraine

Livre de bord de la migraine

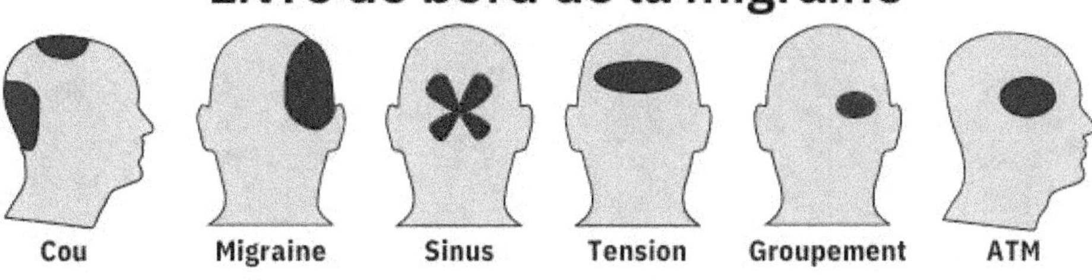

DATE: _______________   TEMPS [ ]: __________   __________

Sévérité de la douleur

1	2	3	4	5	6	7	8	9	10

Déclencheurs

☐ La faim　　　　　　　　　☐ Insomnie

☐ Lumières vives　　　　　　☐ Maladie

☐ Café　　　　　　　　　　☐ Fatigue

☐ Stress au travail　　　　　☐ Odeurs/ Parfums

☐ Strss à la maison　　　　　☐ Motion

☐ Repas sautés　　　　　　☐ Fatigue des yeux

☐ Anxiété　　　　　　　　☐ _______________

Mesures d'allègement

Médicament	
L'eau	
Sommeil	
Exercer	
Autres	
Autres	

Notes: _______________________________

Livre de bord de la migraine

Livre de bord de la migraine

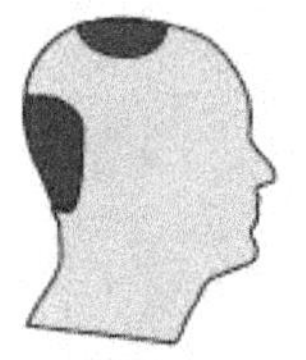 Cou
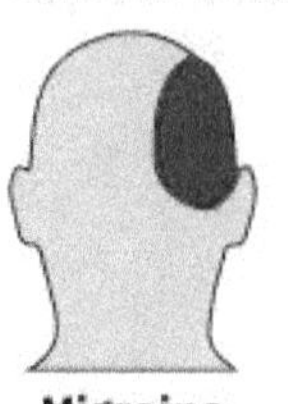 Migraine
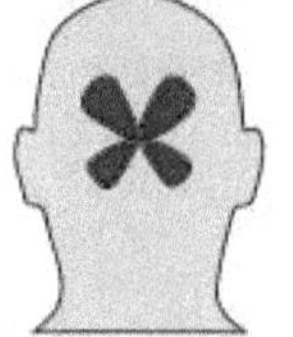 Sinus
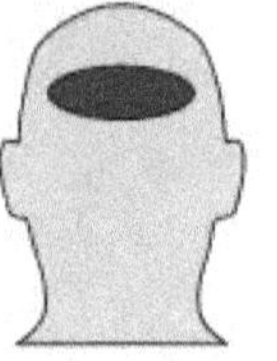 Tension
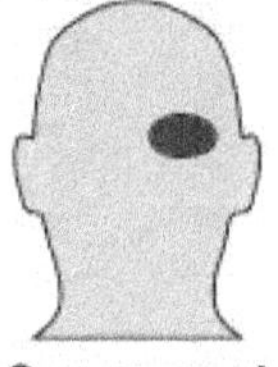 Groupement
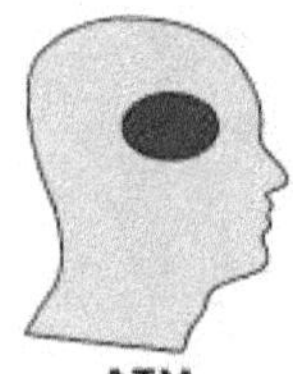 ATM

DATE: _______________ TEMPS [ ]: __________ __________

☐ ☐ ☐ ☐ ☐ ☐

Sévérité de la douleur

1	2	3	4	5	6	7	8	9	10

Déclencheurs

☐ La faim ☐ Insomnie

☐ Lumières vives ☐ Maladie

☐ Café ☐ Fatigue

☐ Stress au travail ☐ Odeurs/ Parfums

☐ Strss à la maison ☐ Motion

☐ Repas sautés ☐ Fatigue des yeux

☐ Anxiété ☐ _______________

Mesures d'allègement

Médicament	
L'eau	
Sommeil	
Exercer	
Autres	
Autres	

Notes: _______________________________

Livre de bord de la migraine

Livre de bord de la migraine

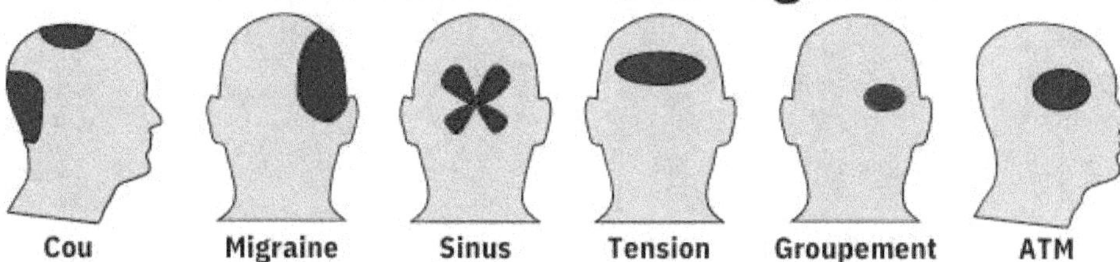

DATE: _______________   TEMPS [ ]: _________   _________

Sévérité de la douleur

| 1 | 2 | 3 | 4 | 5 | 6 | 7 | 8 | 9 | 10 |

Déclencheurs

- ☐ La faim
- ☐ Lumières vives
- ☐ Café
- ☐ Stress au travail
- ☐ Strss à la maison
- ☐ Repas sautés
- ☐ Anxiété

- ☐ Insomnie
- ☐ Maladie
- ☐ Fatigue
- ☐ Odeurs/ Parfums
- ☐ Motion
- ☐ Fatigue des yeux
- ☐ _______________

Mesures d'allègement

Médicament	
L'eau	
Sommeil	
Exercer	
Autres	
Autres	

Notes: _______________________________

Livre de bord de la migraine

Livre de bord de la migraine

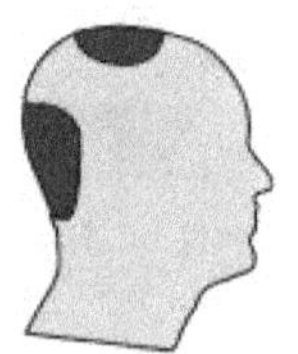 **Cou**
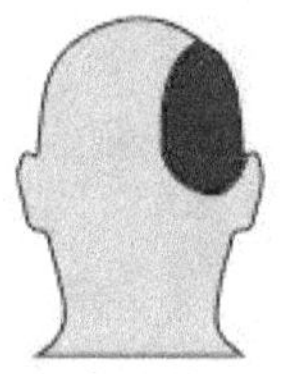 **Migraine**
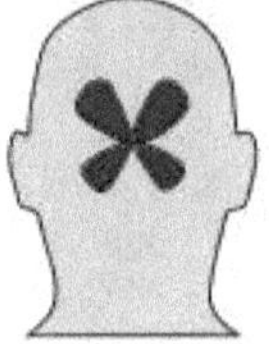 **Sinus**
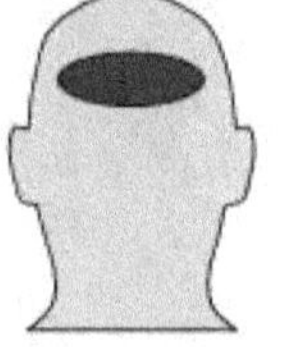 **Tension**
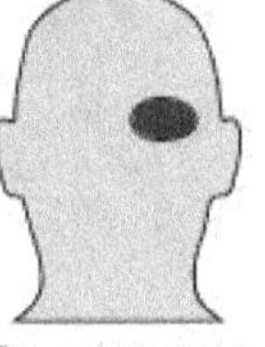 **Groupement**
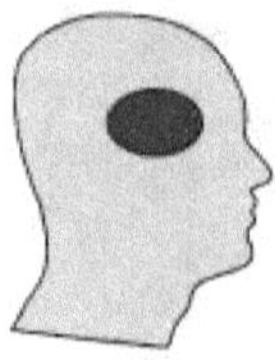 **ATM**

DATE: _______________   TEMPS [ ]: __________   __________

☐ ☐ ☐ ☐ ☐ ☐   🌡 __________

Sévérité de la douleur

1	2	3	4	5	6	7	8	9	10

Déclencheurs

☐ La faim   ☐ Insomnie

☐ Lumières vives   ☐ Maladie

☐ Café   ☐ Fatigue

☐ Stress au travail   ☐ Odeurs/ Parfums

☐ Strss à la maison   ☐ Motion

☐ Repas sautés   ☐ Fatigue des yeux

☐ Anxiété   ☐ _______________

Mesures d'allègement

Médicament	
L'eau	
Sommeil	
Exercer	
Autres	
Autres	

Notes: _______________________________________

Livre de bord de la migraine

Livre de bord de la migraine

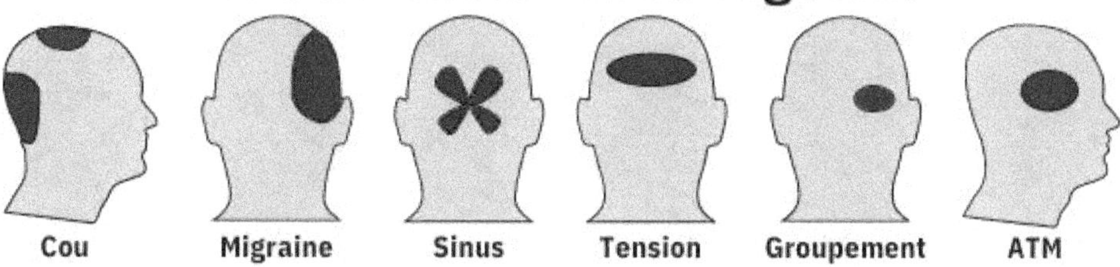

DATE: _______________   TEMPS [ ]: _________   _________

Séverité de la douleur

1	2	3	4	5	6	7	8	9	10

Déclencheurs

☐ La faim   ☐ Insomnie

☐ Lumières vives   ☐ Maladie

☐ Café   ☐ Fatigue

☐ Stress au travail   ☐ Odeurs/ Parfums

☐ Strss à la maison   ☐ Motion

☐ Repas sautés   ☐ Fatigue des yeux

☐ Anxiété   ☐ _______________

Mesures d'allègement

Médicament	
L'eau	
Sommeil	
Exercer	
Autres	
Autres	

Notes: _______________________________

Livre de bord de la migraine

Livre de bord de la migraine

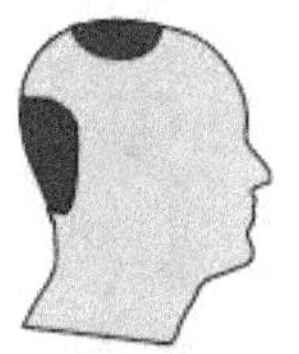
Cou
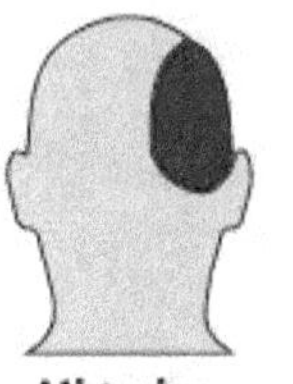
Migraine
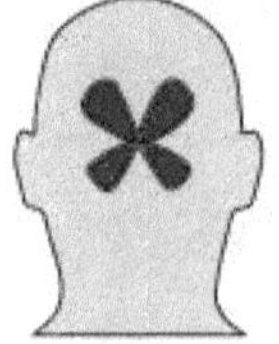
Sinus
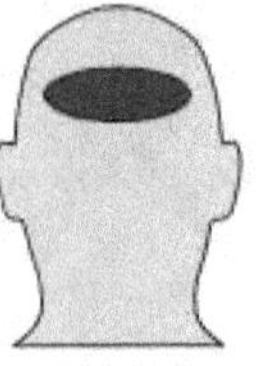
Tension
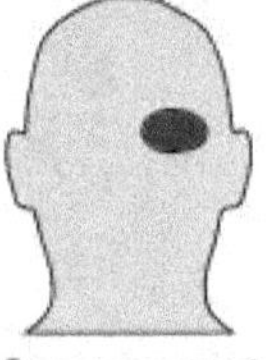
Groupement
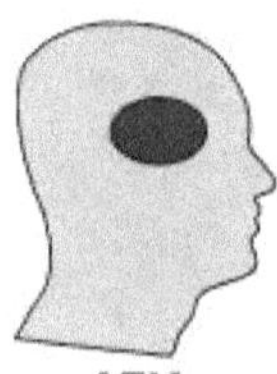
ATM

DATE: _______________ TEMPS [ ]: __________ __________

Sévérité de la douleur

1	2	3	4	5	6	7	8	9	10

Déclencheurs

☐ La faim ☐ Insomnie

☐ Lumières vives ☐ Maladie

☐ Café ☐ Fatigue

☐ Stress au travail ☐ Odeurs/ Parfums

☐ Strss à la maison ☐ Motion

☐ Repas sautés ☐ Fatigue des yeux

☐ Anxiété ☐ __________

Mesures d'allègement

Médicament	
L'eau	
Sommeil	
Exercer	
Autres	
Autres	

Notes: _______________________________

Livre de bord de la migraine

Livre de bord de la migraine

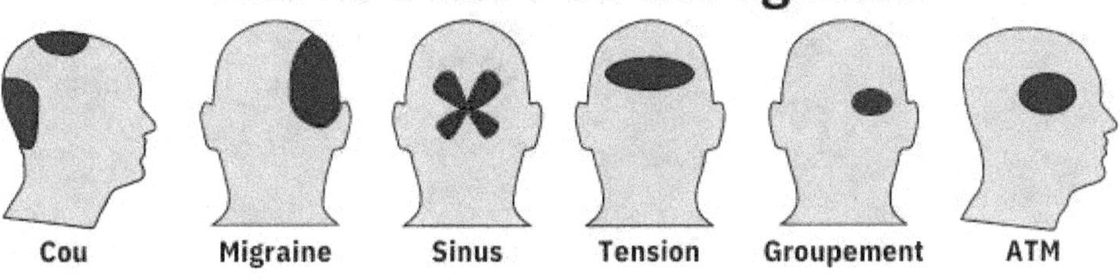

DATE: _______________   TEMPS [ ]: __________   __________

☐ ☐ ☐ ☐ ☐ ☐   🌡 __________

Sévérité de la douleur

| 1 | 2 | 3 | 4 | 5 | 6 | 7 | 8 | 9 | 10 |

Déclencheurs

☐ La faim	☐ Insomnie
☐ Lumières vives	☐ Maladie
☐ Café	☐ Fatigue
☐ Stress au travail	☐ Odeurs/ Parfums
☐ Strss à la maison	☐ Motion
☐ Repas sautés	☐ Fatigue des yeux
☐ Anxiété	☐ _______________

Mesures d'allègement

Médicament	
L'eau	
Sommeil	
Exercer	
Autres	
Autres	

Notes: _______________________________

Livre de bord de la migraine

Livre de bord de la migraine

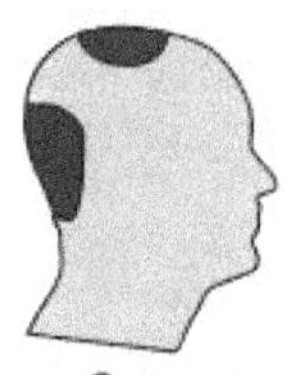
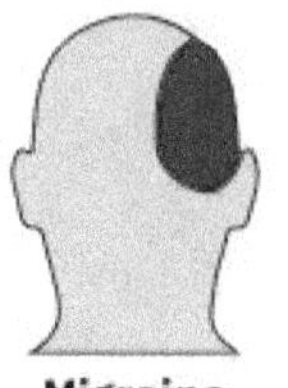
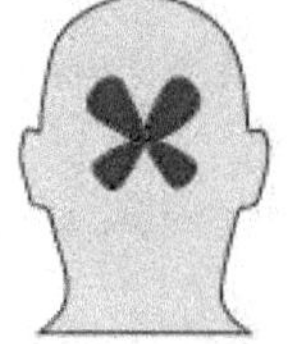
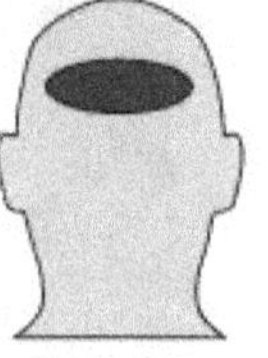
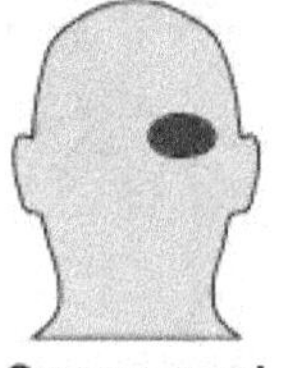
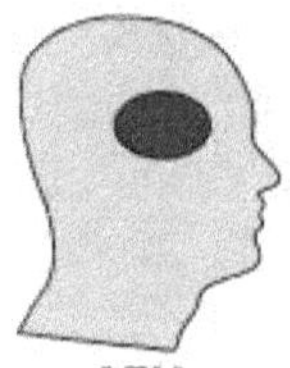

Cou	Migraine	Sinus	Tension	Groupement	ATM

DATE: ___________________   **TEMPS [ ]:** ___________   ___________

☐   ☐   ☐   ☐   ☐   ☐   ___________

Sévérité de la douleur

1	2	3	4	5	6	7	8	9	10

Déclencheurs

☐ La faim   ☐ Insomnie

☐ Lumières vives   ☐ Maladie

☐ Café   ☐ Fatigue

☐ Stress au travail   ☐ Odeurs/ Parfums

☐ Strss à la maison   ☐ Motion

☐ Repas sautés   ☐ Fatigue des yeux

☐ Anxiété   ☐ _______________

Mesures d'allègement

Médicament	
L'eau	
Sommeil	
Exercer	
Autres	
Autres	

Notes: ____

Livre de bord de la migraine

Livre de bord de la migraine

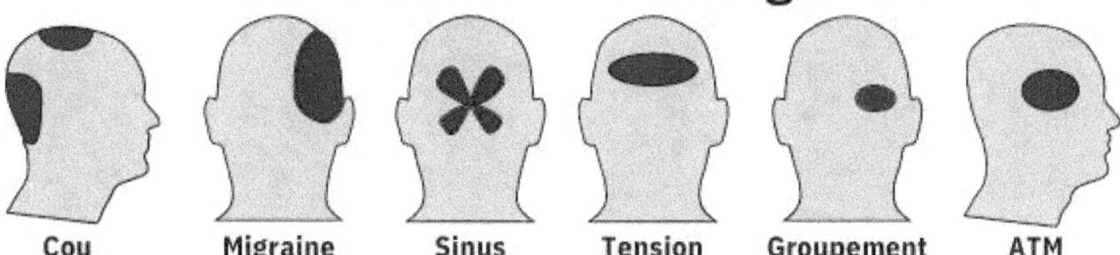

DATE: _______________   TEMPS [ ]: _________ _________

Sévérité de la douleur

| 1 | 2 | 3 | 4 | 5 | 6 | 7 | 8 | 9 | 10 |

Déclencheurs

☐ La faim	☐ Insomnie
☐ Lumières vives	☐ Maladie
☐ Café	☐ Fatigue
☐ Stress au travail	☐ Odeurs/ Parfums
☐ Strss à la maison	☐ Motion
☐ Repas sautés	☐ Fatigue des yeux
☐ Anxiété	☐ _____________

Mesures d'allègement

Médicament	
L'eau	
Sommeil	
Exercer	
Autres	
Autres	

Notes: _______________

Livre de bord de la migraine

Livre de bord de la migraine

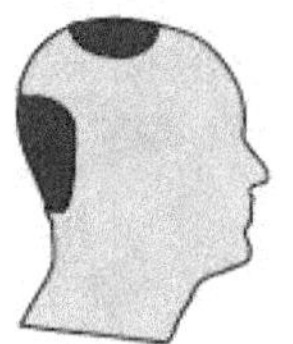 Cou
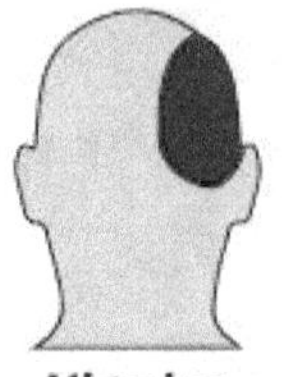 Migraine
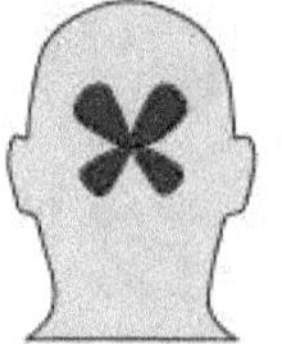 Sinus
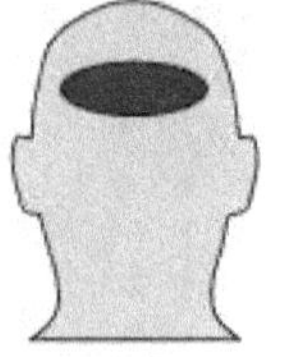 Tension
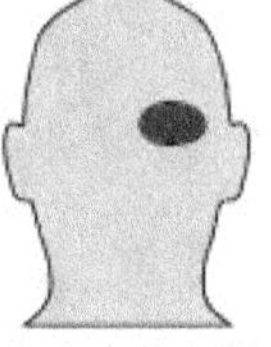 Groupement
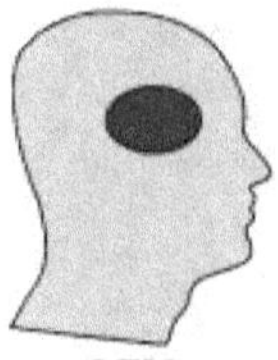 ATM

DATE: ______________________ TEMPS [ ]: ____________ ____________

Sévérité de la douleur

1	2	3	4	5	6	7	8	9	10

Déclencheurs

☐ La faim ☐ Insomnie

☐ Lumières vives ☐ Maladie

☐ Café ☐ Fatigue

☐ Stress au travail ☐ Odeurs/ Parfums

☐ Strss à la maison ☐ Motion

☐ Repas sautés ☐ Fatigue des yeux

☐ Anxiété ☐ ______________

Mesures d'allègement

Médicament	
L'eau	
Sommeil	
Exercer	
Autres	
Autres	

Notes: ____________________

Livre de bord de la migraine

Livre de bord de la migraine

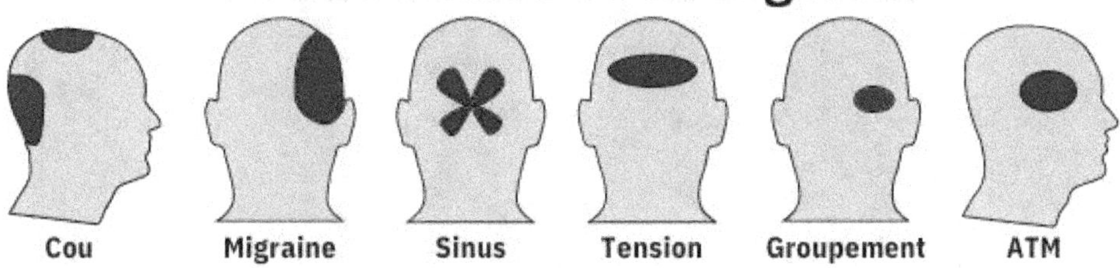

DATE: __________   TEMPS [ ]: __________ __________

Sévérité de la douleur

1	2	3	4	5	6	7	8	9	10

Déclencheurs

☐ La faim	☐ Insomnie
☐ Lumières vives	☐ Maladie
☐ Café	☐ Fatigue
☐ Stress au travail	☐ Odeurs/ Parfums
☐ Strss à la maison	☐ Motion
☐ Repas sautés	☐ Fatigue des yeux
☐ Anxiété	☐ __________

Mesures d'allègement

Médicament	
L'eau	
Sommeil	
Exercer	
Autres	
Autres	

Notes: __________

Livre de bord de la migraine

Livre de bord de la migraine

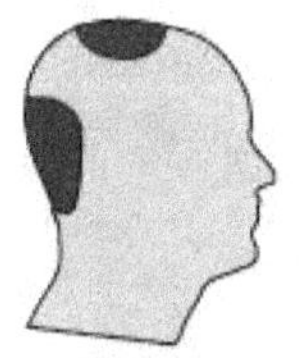
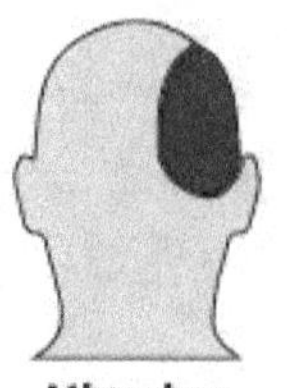
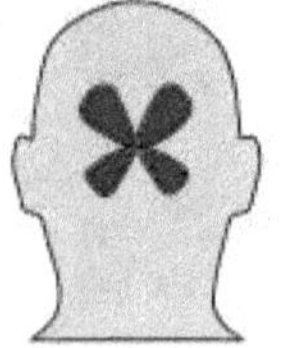
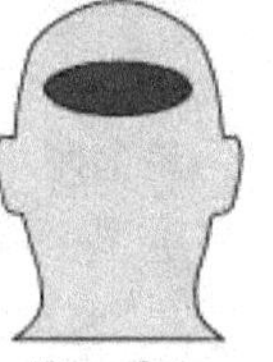
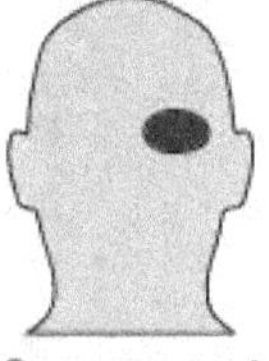
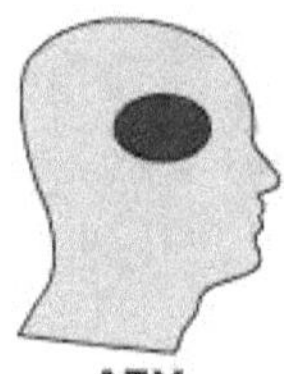

| Cou | Migraine | Sinus | Tension | Groupement | ATM |

DATE: _______________   **TEMPS [ ]:** __________ __________

☐   ☐   ☐   ☐   ☐   ☐

Sévérité de la douleur

1	2	3	4	5	6	7	8	9	10

Déclencheurs

☐ La faim	☐ Insomnie
☐ Lumières vives	☐ Maladie
☐ Café	☐ Fatigue
☐ Stress au travail	☐ Odeurs/ Parfums
☐ Strss à la maison	☐ Motion
☐ Repas sautés	☐ Fatigue des yeux
☐ Anxiété	☐ _______________

Mesures d'allègement

Médicament	
L'eau	
Sommeil	
Exercer	
Autres	
Autres	

Notes: ____________________________________

Livre de bord de la migraine

Livre de bord de la migraine

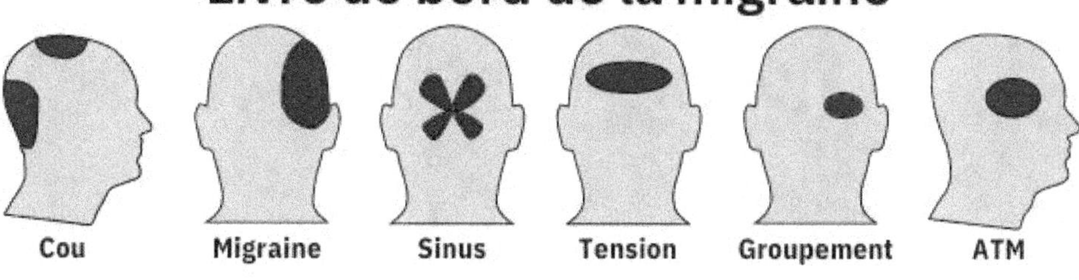

DATE: _______________   TEMPS [ ]: _________   _________

Sévérité de la douleur

1	2	3	4	5	6	7	8	9	10

Déclencheurs

☐ La faim ☐ Insomnie

☐ Lumières vives ☐ Maladie

☐ Café ☐ Fatigue

☐ Stress au travail ☐ Odeurs/ Parfums

☐ Strss à la maison ☐ Motion

☐ Repas sautés ☐ Fatigue des yeux

☐ Anxiété ☐ _______________

Mesures d'allègement

Médicament	
L'eau	
Sommeil	
Exercer	
Autres	
Autres	

Notes: _____________________________

Livre de bord de la migraine

Livre de bord de la migraine

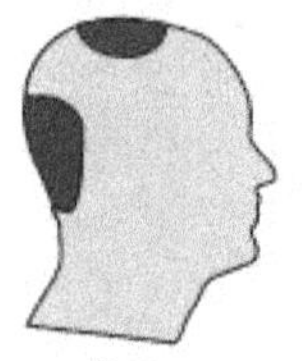
Cou
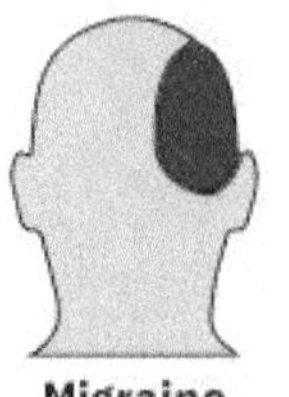
Migraine
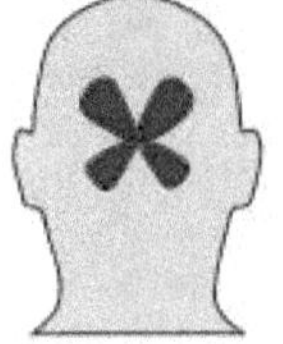
Sinus
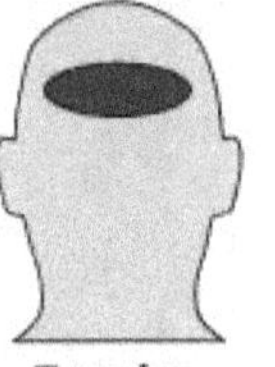
Tension
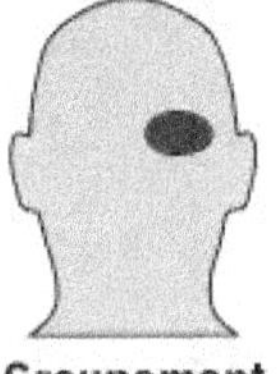
Groupement
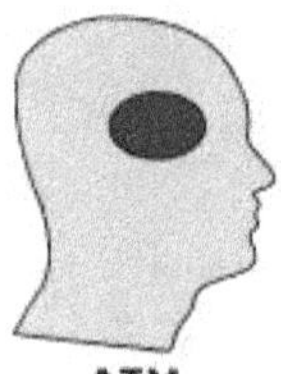
ATM

DATE: _______________   TEMPS [ ]: _________ _________

☐   ☐   ☐   ☐   ☐   ☐

Sévérité de la douleur

1	2	3	4	5	6	7	8	9	10

Déclencheurs

☐ La faim   ☐ Insomnie

☐ Lumières vives   ☐ Maladie

☐ Café   ☐ Fatigue

☐ Stress au travail   ☐ Odeurs/ Parfums

☐ Strss à la maison   ☐ Motion

☐ Repas sautés   ☐ Fatigue des yeux

☐ Anxiété   ☐ _______________

Mesures d'allègement

Médicament	
L'eau	
Sommeil	
Exercer	
Autres	
Autres	

Notes: _______________________________

Livre de bord de la migraine

Livre de bord de la migraine

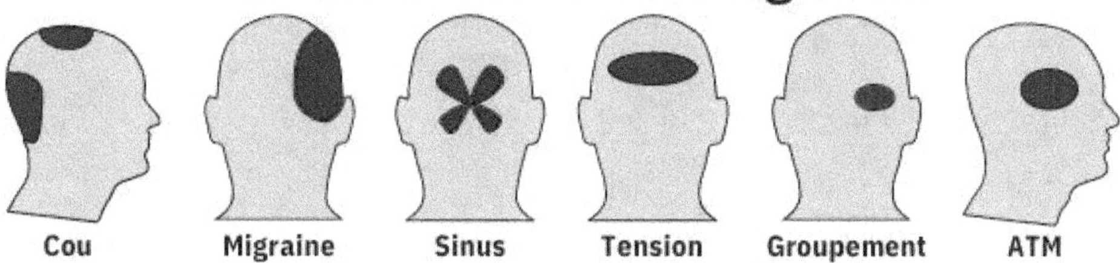

DATE: _______________   TEMPS [ ]: _____________ ___________

Sévérité de la douleur

1	2	3	4	5	6	7	8	9	10

Déclencheurs

☐ La faim	☐ Insomnie
☐ Lumières vives	☐ Maladie
☐ Café	☐ Fatigue
☐ Stress au travail	☐ Odeurs/ Parfums
☐ Strss à la maison	☐ Motion
☐ Repas sautés	☐ Fatigue des yeux
☐ Anxiété	☐ _____________

Mesures d'allègement

Médicament	
L'eau	
Sommeil	
Exercer	
Autres	
Autres	

Notes: _________________________________

Livre de bord de la migraine

Livre de bord de la migraine

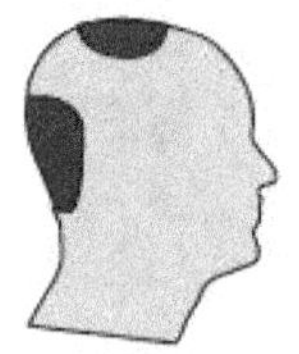
Cou

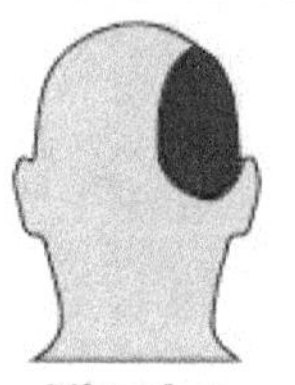
Migraine

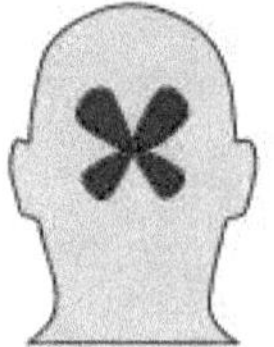
Sinus

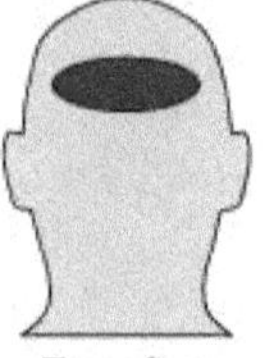
Tension

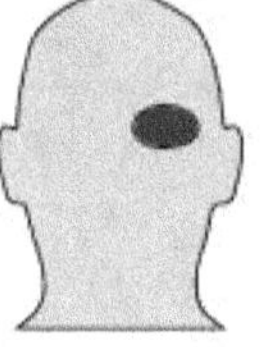
Groupement

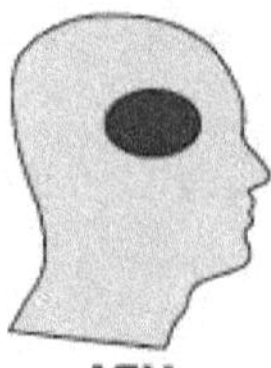
ATM

DATE: _________________   TEMPS [ ]: _________   _________

☐ ☐ ☐ ☐ ☐ ☐   🌡 _______

Sévérité de la douleur

1	2	3	4	5	6	7	8	9	10

Déclencheurs

☐ La faim	☐ Insomnie
☐ Lumières vives	☐ Maladie
☐ Café	☐ Fatigue
☐ Stress au travail	☐ Odeurs/ Parfums
☐ Strss à la maison	☐ Motion
☐ Repas sautés	☐ Fatigue des yeux
☐ Anxiété	☐ _______________

Mesures d'allègement

Médicament	
L'eau	
Sommeil	
Exercer	
Autres	
Autres	

Notes: _______________________________

Livre de bord de la migraine

Livre de bord de la migraine

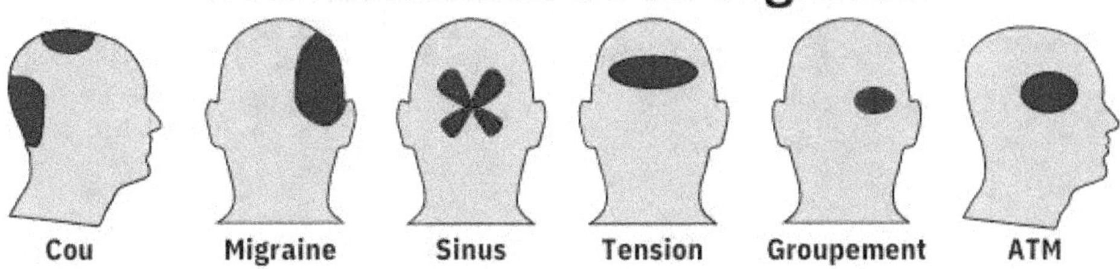

DATE: _______________   **TEMPS [ ]:** _____________ _____________

☐ ☐ ☐ ☐ ☐ ☐ 🌡 __________

Sévérité de la douleur

1	2	3	4	5	6	7	8	9	10

Déclencheurs

☐ La faim	☐ Insomnie
☐ Lumières vives	☐ Maladie
☐ Café	☐ Fatigue
☐ Stress au travail	☐ Odeurs/ Parfums
☐ Strss à la maison	☐ Motion
☐ Repas sautés	☐ Fatigue des yeux
☐ Anxiété	☐ _______________

Mesures d'allègement

Médicament	
L'eau	
Sommeil	
Exercer	
Autres	
Autres	

Notes: _______________________________

Livre de bord de la migraine

Livre de bord de la migraine

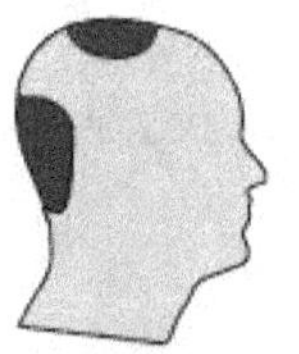 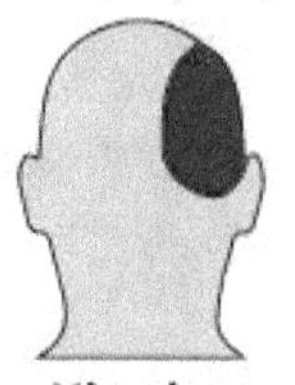 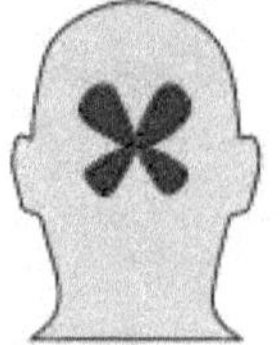 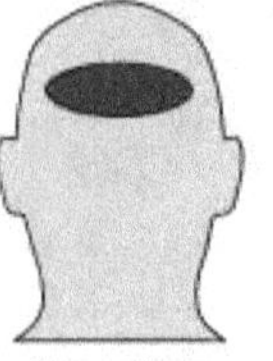 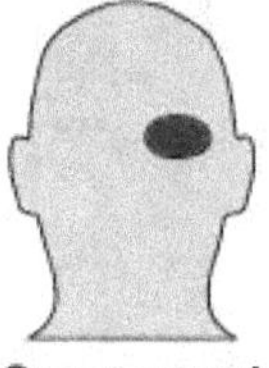 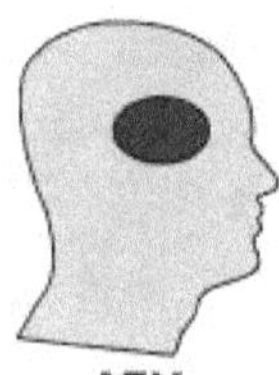

| Cou | Migraine | Sinus | Tension | Groupement | ATM |

DATE: ___________________ TEMPS [ ]: __________ __________

Sévérité de la douleur

1	2	3	4	5	6	7	8	9	10

Déclencheurs

- ☐ La faim
- ☐ Lumières vives
- ☐ Café
- ☐ Stress au travail
- ☐ Strss à la maison
- ☐ Repas sautés
- ☐ Anxiété
- ☐ Insomnie
- ☐ Maladie
- ☐ Fatigue
- ☐ Odeurs/ Parfums
- ☐ Motion
- ☐ Fatigue des yeux
- ☐ ____________

Mesures d'allègement

Médicament	
L'eau	
Sommeil	
Exercer	
Autres	
Autres	

Notes: ___________________

Livre de bord de la migraine

Livre de bord de la migraine

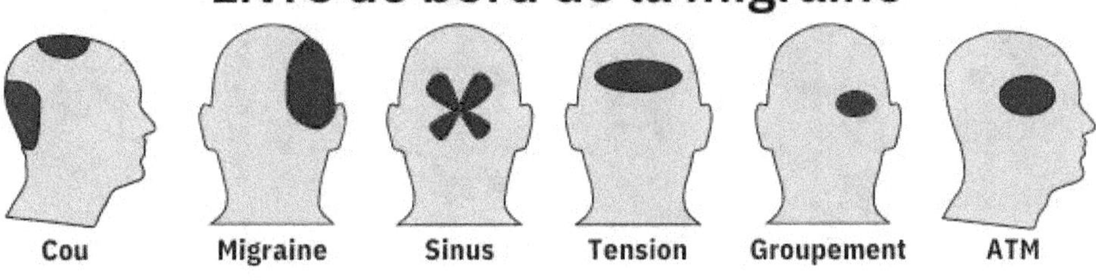

DATE: _______________   TEMPS [ ]: _________   _________

Sévérité de la douleur

1	2	3	4	5	6	7	8	9	10

Déclencheurs

☐ La faim	☐ Insomnie
☐ Lumières vives	☐ Maladie
☐ Café	☐ Fatigue
☐ Stress au travail	☐ Odeurs/ Parfums
☐ Strss à la maison	☐ Motion
☐ Repas sautés	☐ Fatigue des yeux
☐ Anxiété	☐ _____________

Mesures d'allègement

Médicament	
L'eau	
Sommeil	
Exercer	
Autres	
Autres	

Notes: _______________________

Livre de bord de la migraine

Livre de bord de la migraine

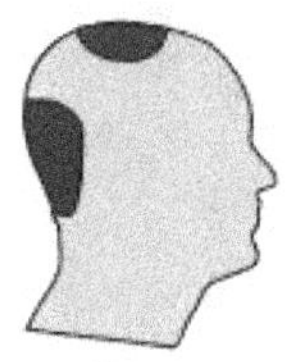 Cou
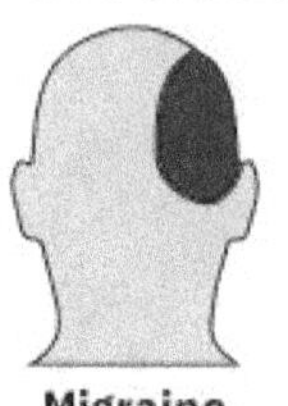 Migraine
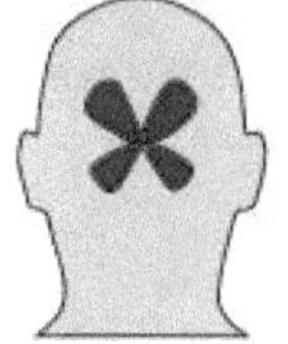 Sinus
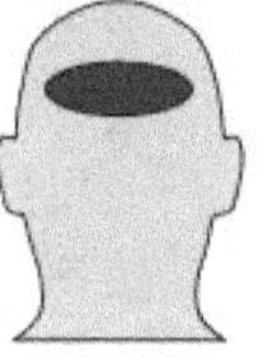 Tension
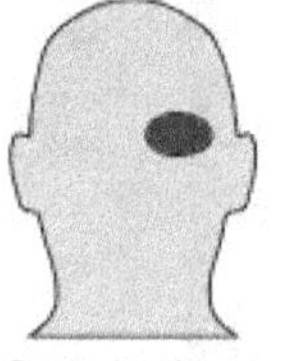 Groupement
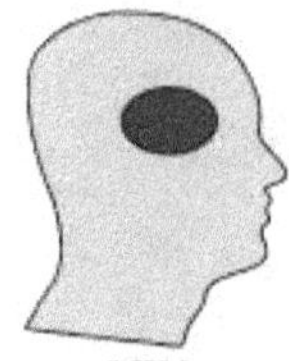 ATM

DATE: _______________   TEMPS [ ]: _______________ _______________

☐   ☐   ☐   ☐   ☐   ☐   🌡 _______________

Sévérité de la douleur

1	2	3	4	5	6	7	8	9	10

Déclencheurs

☐ La faim   ☐ Insomnie
☐ Lumières vives   ☐ Maladie
☐ Café   ☐ Fatigue
☐ Stress au travail   ☐ Odeurs/ Parfums
☐ Strss à la maison   ☐ Motion
☐ Repas sautés   ☐ Fatigue des yeux
☐ Anxiété   ☐ _______________

Mesures d'allègement

Médicament	
L'eau	
Sommeil	
Exercer	
Autres	
Autres	

Notes: _______________

Livre de bord de la migraine

Livre de bord de la migraine

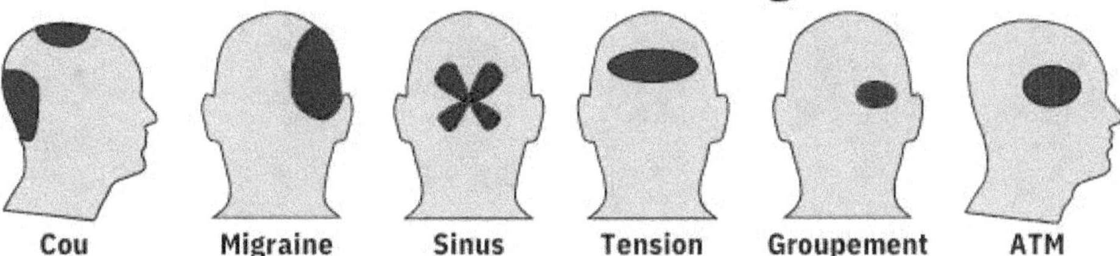

DATE: _______________   TEMPS [ ]: _________   _________

☐   ☐   ☐   ☐   ☐   ☐   🌡 _________

Sévérité de la douleur

1	2	3	4	5	6	7	8	9	10

Déclencheurs

☐ La faim   ☐ Insomnie

☐ Lumières vives   ☐ Maladie

☐ Café   ☐ Fatigue

☐ Stress au travail   ☐ Odeurs/ Parfums

☐ Strss à la maison   ☐ Motion

☐ Repas sautés   ☐ Fatigue des yeux

☐ Anxiété   ☐ _______________

Mesures d'allègement

Médicament	
L'eau	
Sommeil	
Exercer	
Autres	
Autres	

Notes: _______________________

Livre de bord de la migraine

Livre de bord de la migraine

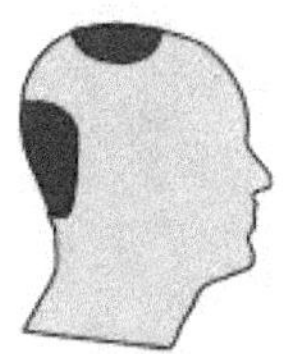 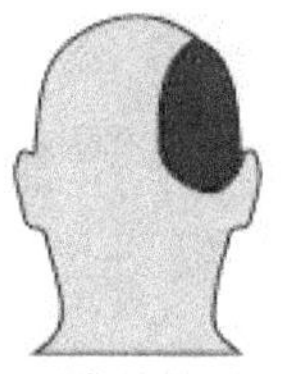 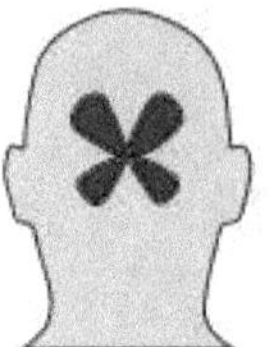 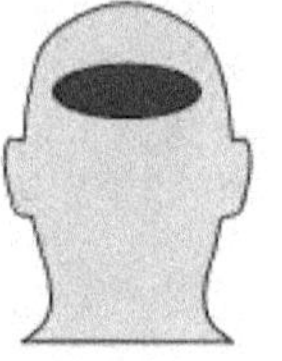 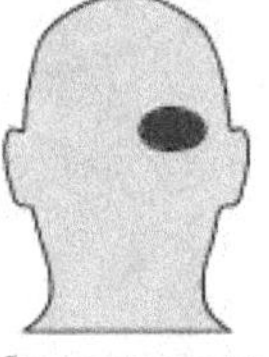 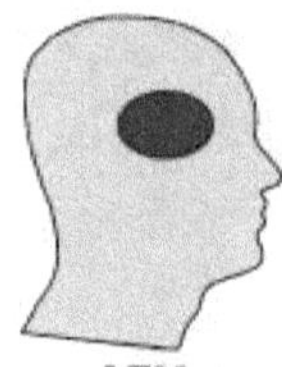

Cou	Migraine	Sinus	Tension	Groupement	ATM

DATE: _______________   TEMPS [ ]: _________ _________

☐ ☐ ☐ ☐ ☐ ☐   🌡 _______

Sévérité de la douleur

1	2	3	4	5	6	7	8	9	10

Déclencheurs

☐ La faim ☐ Insomnie

☐ Lumières vives ☐ Maladie

☐ Café ☐ Fatigue

☐ Stress au travail ☐ Odeurs/ Parfums

☐ Strss à la maison ☐ Motion

☐ Repas sautés ☐ Fatigue des yeux

☐ Anxiété ☐ _______________

Mesures d'allègement

Médicament	
L'eau	
Sommeil	
Exercer	
Autres	
Autres	

Notes: _______________

Livre de bord de la migraine

Livre de bord de la migraine

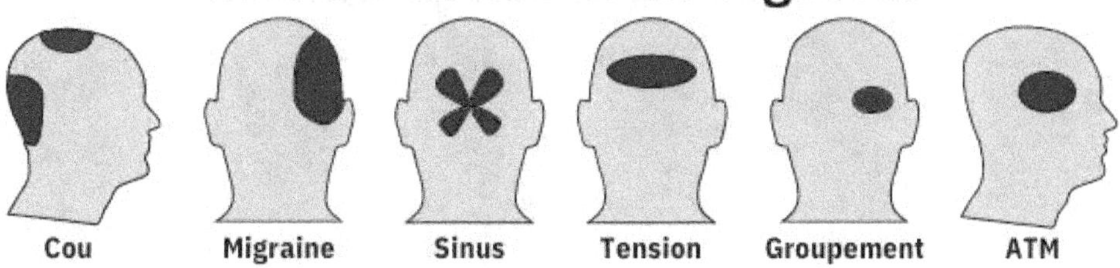

DATE: _______________   TEMPS [ ]: __________   __________

Sévérité de la douleur

1	2	3	4	5	6	7	8	9	10

Déclencheurs

- ☐ La faim
- ☐ Lumières vives
- ☐ Café
- ☐ Stress au travail
- ☐ Strss à la maison
- ☐ Repas sautés
- ☐ Anxiété

- ☐ Insomnie
- ☐ Maladie
- ☐ Fatigue
- ☐ Odeurs/ Parfums
- ☐ Motion
- ☐ Fatigue des yeux
- ☐ _______________

Mesures d'allègement

Médicament	
L'eau	
Sommeil	
Exercer	
Autres	
Autres	

Notes: _______________

Livre de bord de la migraine

Livre de bord de la migraine

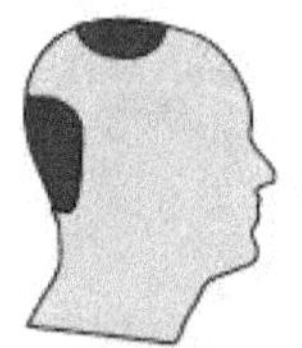 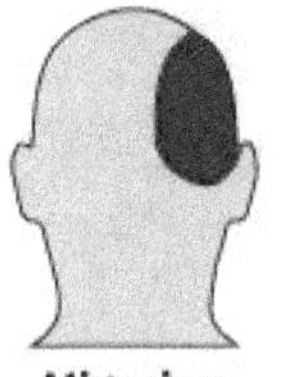 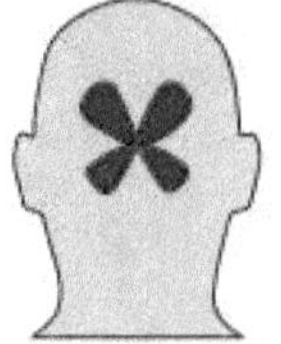 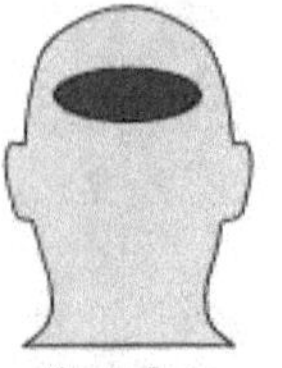 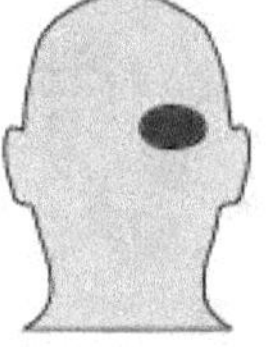 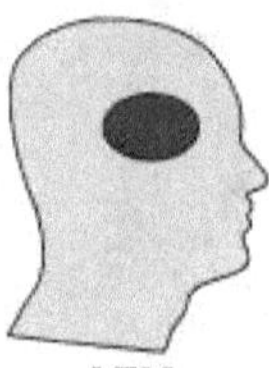

Cou	Migraine	Sinus	Tension	Groupement	ATM

DATE: _______________   TEMPS [ ]: __________ __________

Sévérité de la douleur

1	2	3	4	5	6	7	8	9	10

Déclencheurs

- ☐ La faim
- ☐ Lumières vives
- ☐ Café
- ☐ Stress au travail
- ☐ Strss à la maison
- ☐ Repas sautés
- ☐ Anxiété

- ☐ Insomnie
- ☐ Maladie
- ☐ Fatigue
- ☐ Odeurs/ Parfums
- ☐ Motion
- ☐ Fatigue des yeux
- ☐ _______________

Mesures d'allègement

Médicament	
L'eau	
Sommeil	
Exercer	
Autres	
Autres	

Notes: _______________

Livre de bord de la migraine

Livre de bord de la migraine

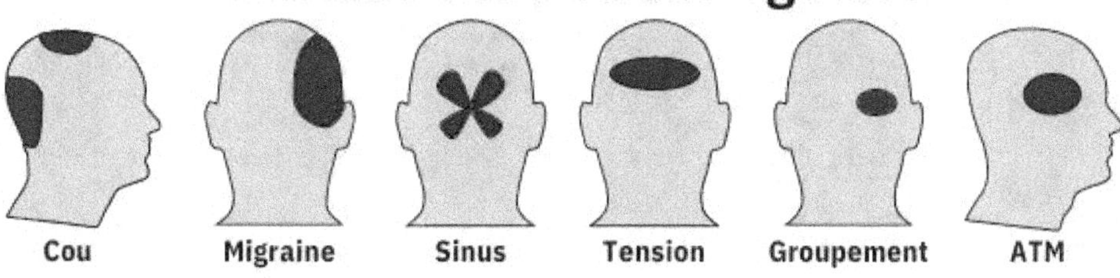

DATE: ________________   TEMPS [ ]: __________   __________

Sévérité de la douleur

1	2	3	4	5	6	7	8	9	10

Déclencheurs

☐ La faim		☐ Insomnie	
☐ Lumières vives		☐ Maladie	
☐ Café		☐ Fatigue	
☐ Stress au travail		☐ Odeurs/ Parfums	
☐ Strss à la maison		☐ Motion	
☐ Repas sautés		☐ Fatigue des yeux	
☐ Anxiété		☐ _______________	

Mesures d'allègement

Médicament	
L'eau	
Sommeil	
Exercer	
Autres	
Autres	

Notes: ______________________________________

Livre de bord de la migraine

Livre de bord de la migraine

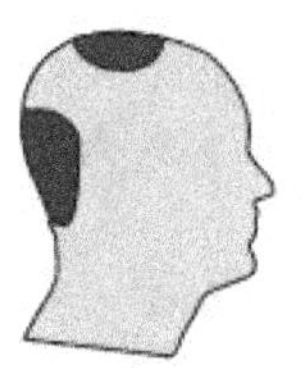 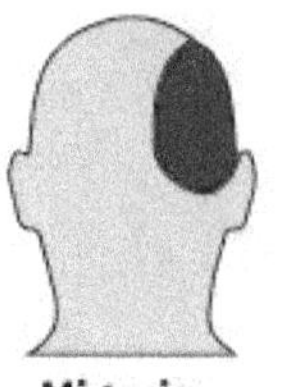 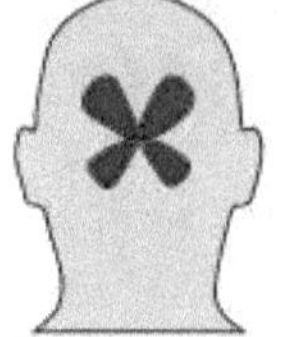 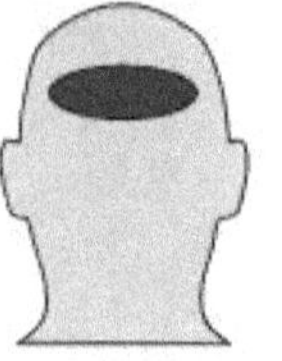 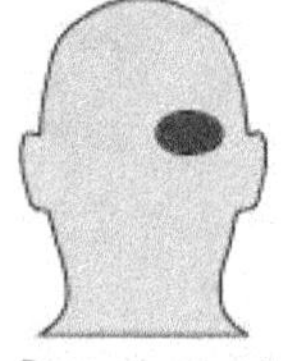 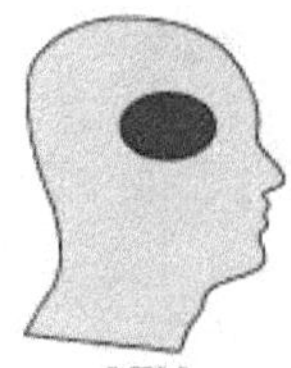

| Cou | Migraine | Sinus | Tension | Groupement | ATM |

DATE: ______________   TEMPS [ ]: ______________   ______________

☐   ☐   ☐   ☐   ☐   ☐   ____________

Sévérité de la douleur

1	2	3	4	5	6	7	8	9	10

Déclencheurs

☐ La faim   ☐ Insomnie
☐ Lumières vives   ☐ Maladie
☐ Café   ☐ Fatigue
☐ Stress au travail   ☐ Odeurs/ Parfums
☐ Strss à la maison   ☐ Motion
☐ Repas sautés   ☐ Fatigue des yeux
☐ Anxiété   ☐ ______________

Mesures d'allègement

Médicament	
L'eau	
Sommeil	
Exercer	
Autres	
Autres	

Notes: ______________________

Livre de bord de la migraine

Livre de bord de la migraine

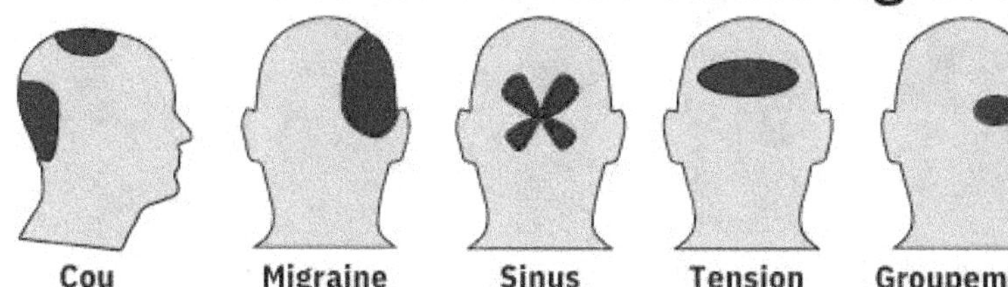
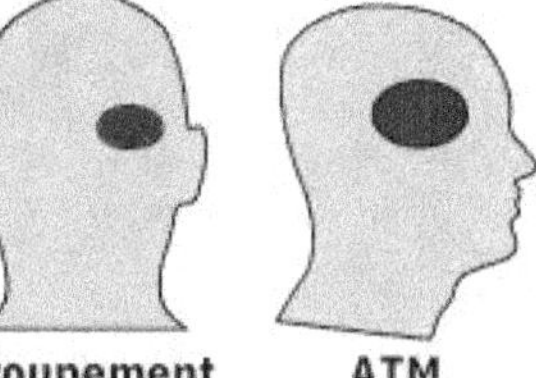

DATE: _______________   TEMPS [ ]: __________   __________

☐   ☐   ☐   ☐   ☐   ☐   _________

Sévérité de la douleur

| 1 | 2 | 3 | 4 | 5 | 6 | 7 | 8 | 9 | 10 |

Déclencheurs

☐ La faim   ☐ Insomnie

☐ Lumières vives   ☐ Maladie

☐ Café   ☐ Fatigue

☐ Stress au travail   ☐ Odeurs/ Parfums

☐ Strss à la maison   ☐ Motion

☐ Repas sautés   ☐ Fatigue des yeux

☐ Anxiété   ☐ _______________

Mesures d'allègement

Médicament	
L'eau	
Sommeil	
Exercer	
Autres	
Autres	

Notes: _______________________________________

Livre de bord de la migraine

Livre de bord de la migraine

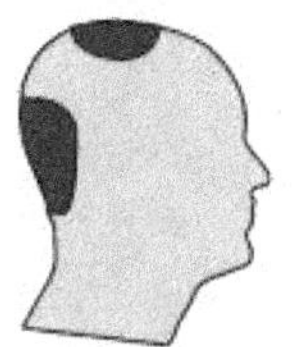
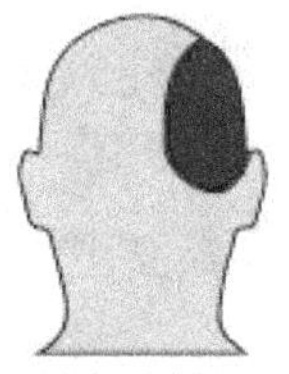
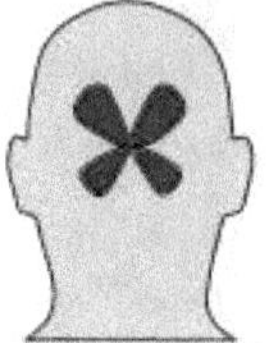
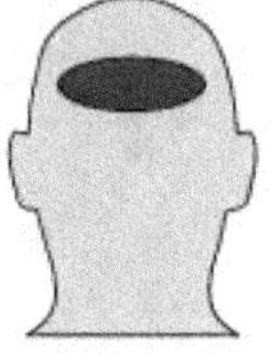
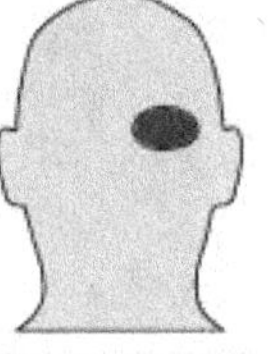
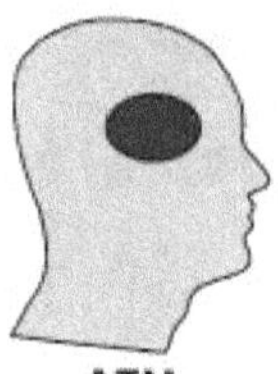

| Cou | Migraine | Sinus | Tension | Groupement | ATM |

DATE: ________________   **TEMPS [ ]:** ____________   ____________

☐   ☐   ☐   ☐   ☐   ☐   🌡 ________

Sévérité de la douleur

1	2	3	4	5	6	7	8	9	10

Déclencheurs

☐ La faim	☐ Insomnie
☐ Lumières vives	☐ Maladie
☐ Café	☐ Fatigue
☐ Stress au travail	☐ Odeurs/ Parfums
☐ Strss à la maison	☐ Motion
☐ Repas sautés	☐ Fatigue des yeux
☐ Anxiété	☐ ________________

Mesures d'allègement

Médicament	
L'eau	
Sommeil	
Exercer	
Autres	
Autres	

Notes: ________________________________

Livre de bord de la migraine

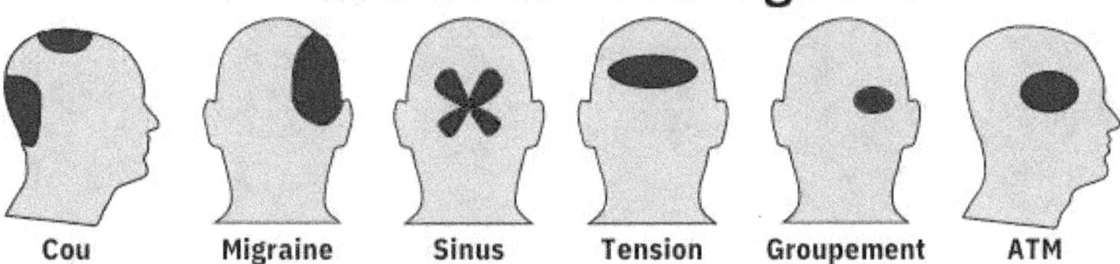

DATE: __________________   TEMPS [ ]: __________ __________

Sévérité de la douleur

1	2	3	4	5	6	7	8	9	10

Déclencheurs

☐ La faim   ☐ Insomnie

☐ Lumières vives   ☐ Maladie

☐ Café   ☐ Fatigue

☐ Stress au travail   ☐ Odeurs/ Parfums

☐ Strss à la maison   ☐ Motion

☐ Repas sautés   ☐ Fatigue des yeux

☐ Anxiété   ☐ ________________

Mesures d'allègement

Médicament	
L'eau	
Sommeil	
Exercer	
Autres	
Autres	

Notes: ____

Livre de bord de la migraine

Livre de bord de la migraine

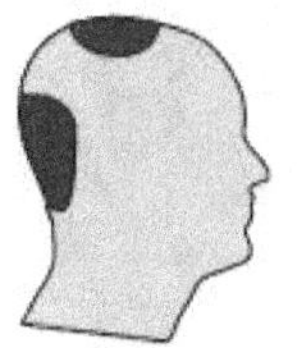
Cou

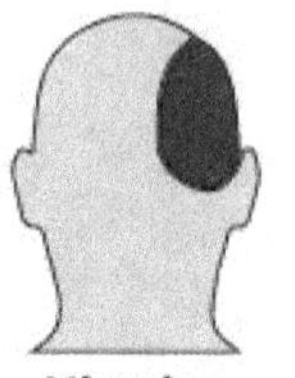
Migraine

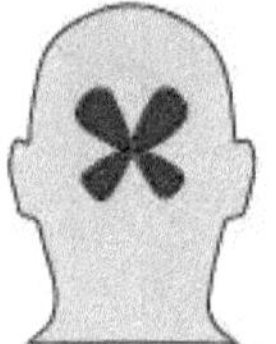
Sinus

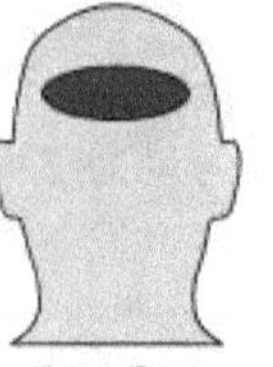
Tension

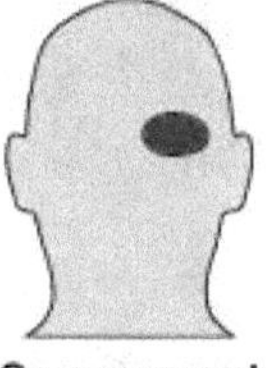
Groupement

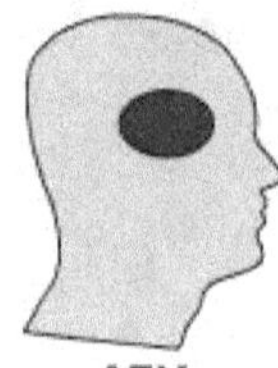
ATM

DATE: _____________   **TEMPS [ ]:** _________   _________

☐ ☐ ☐ ☐ ☐ ☐

Sévérité de la douleur

1	2	3	4	5	6	7	8	9	10

Déclencheurs

☐ La faim	☐ Insomnie
☐ Lumières vives	☐ Maladie
☐ Café	☐ Fatigue
☐ Stress au travail	☐ Odeurs/ Parfums
☐ Strss à la maison	☐ Motion
☐ Repas sautés	☐ Fatigue des yeux
☐ Anxiété	☐ _____________

Mesures d'allègement

Médicament	
L'eau	
Sommeil	
Exercer	
Autres	
Autres	

Notes: _____________________

Livre de bord de la migraine

Livre de bord de la migraine

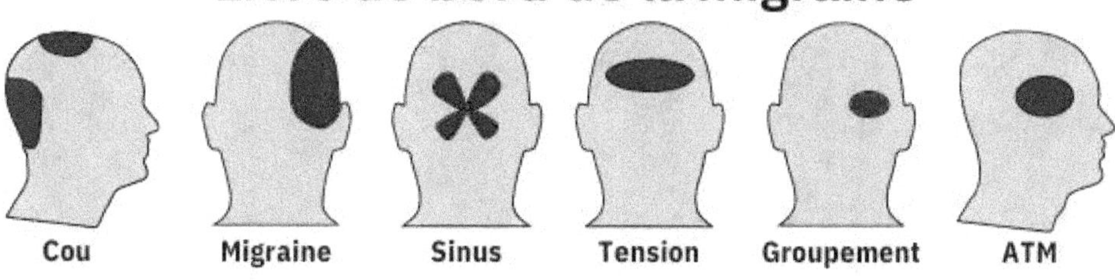

DATE: _______________   TEMPS [ ]: ___________   ___________

Sévérité de la douleur

| 1 | 2 | 3 | 4 | 5 | 6 | 7 | 8 | 9 | 10 |

Déclencheurs

☐ La faim	☐ Insomnie
☐ Lumières vives	☐ Maladie
☐ Café	☐ Fatigue
☐ Stress au travail	☐ Odeurs/ Parfums
☐ Strss à la maison	☐ Motion
☐ Repas sautés	☐ Fatigue des yeux
☐ Anxiété	☐ _______________

Mesures d'allègement

Médicament	
L'eau	
Sommeil	
Exercer	
Autres	
Autres	

Notes: _______________________________________

Livre de bord de la migraine

Livre de bord de la migraine

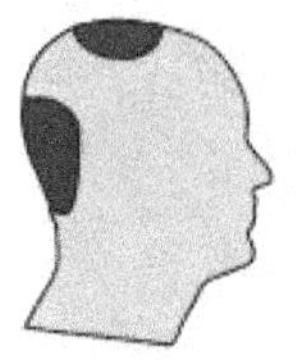 Cou
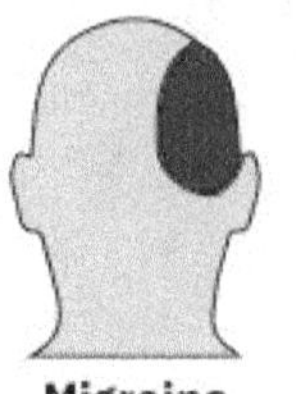 Migraine
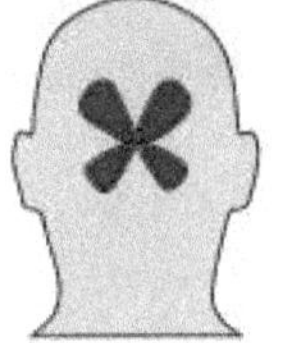 Sinus
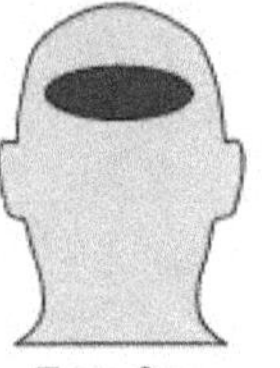 Tension
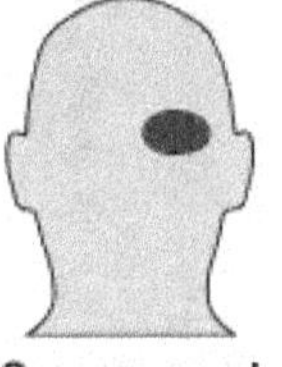 Groupement
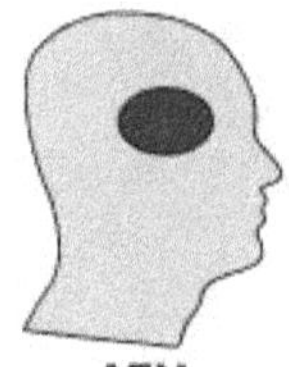 ATM

DATE: _______________   TEMPS [ ]: _______________

Sévérité de la douleur

1	2	3	4	5	6	7	8	9	10

Déclencheurs

☐ La faim   ☐ Insomnie

☐ Lumières vives   ☐ Maladie

☐ Café   ☐ Fatigue

☐ Stress au travail   ☐ Odeurs/ Parfums

☐ Strss à la maison   ☐ Motion

☐ Repas sautés   ☐ Fatigue des yeux

☐ Anxiété   ☐ _______________

Mesures d'allègement

Médicament	
L'eau	
Sommeil	
Exercer	
Autres	
Autres	

Notes: _______________

Livre de bord de la migraine

Livre de bord de la migraine

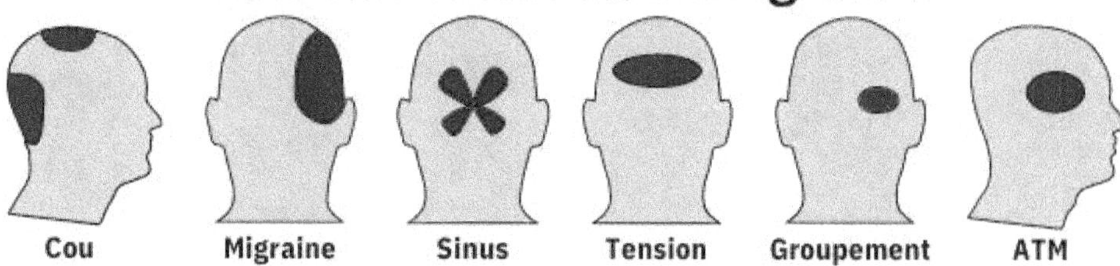

DATE: ___________________   TEMPS [ ]: ___________   ___________

Sévérité de la douleur

1	2	3	4	5	6	7	8	9	10

Déclencheurs

☐ La faim   ☐ Insomnie

☐ Lumières vives   ☐ Maladie

☐ Café   ☐ Fatigue

☐ Stress au travail   ☐ Odeurs/ Parfums

☐ Strss à la maison   ☐ Motion

☐ Repas sautés   ☐ Fatigue des yeux

☐ Anxiété   ☐ _______________

Mesures d'allègement

Médicament	
L'eau	
Sommeil	
Exercer	
Autres	
Autres	

Notes: _______________________________________

Livre de bord de la migraine

Livre de bord de la migraine

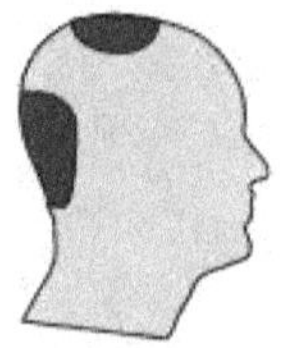	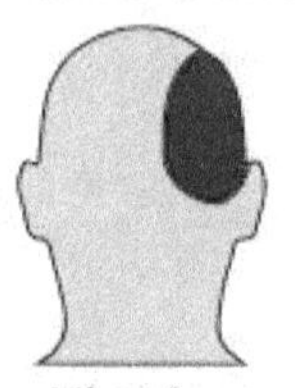	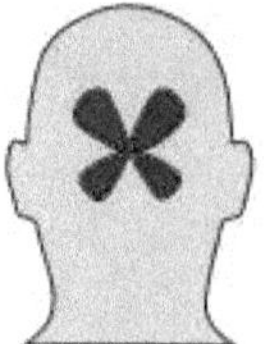	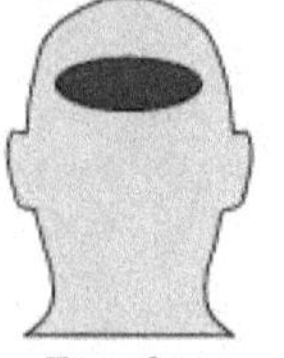	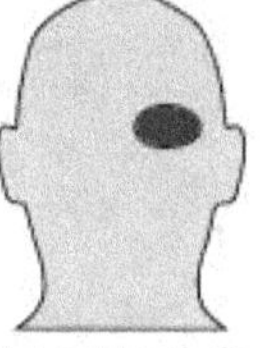	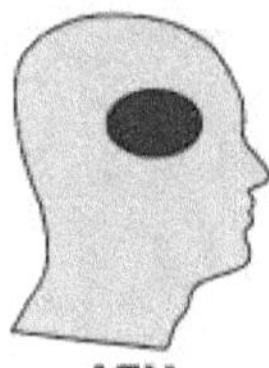
Cou	Migraine	Sinus	Tension	Groupement	ATM

DATE: _______________   TEMPS [ ]: _____________   ___________

Sévérité de la douleur

1	2	3	4	5	6	7	8	9	10

Déclencheurs

☐ La faim   ☐ Insomnie

☐ Lumières vives   ☐ Maladie

☐ Café   ☐ Fatigue

☐ Stress au travail   ☐ Odeurs/ Parfums

☐ Strss à la maison   ☐ Motion

☐ Repas sautés   ☐ Fatigue des yeux

☐ Anxiété   ☐ ________________

Mesures d'allègement

Médicament	
L'eau	
Sommeil	
Exercer	
Autres	
Autres	

Notes: _______________________________

Livre de bord de la migraine

Livre de bord de la migraine

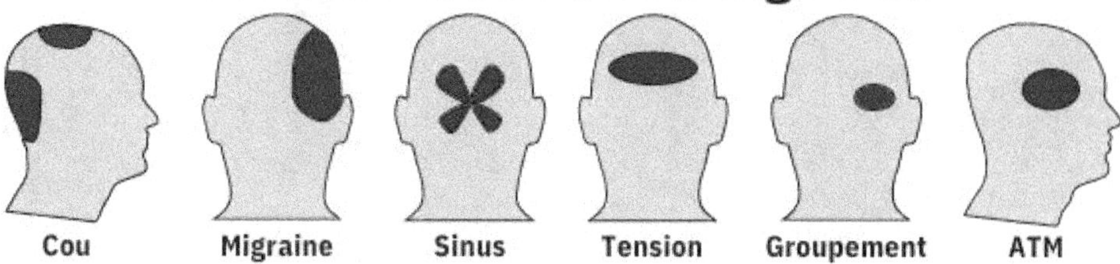

DATE: _______________ TEMPS [ ]: __________ __________

Sévérité de la douleur

1	2	3	4	5	6	7	8	9	10

Déclencheurs

- ☐ La faim
- ☐ Lumières vives
- ☐ Café
- ☐ Stress au travail
- ☐ Strss à la maison
- ☐ Repas sautés
- ☐ Anxiété

- ☐ Insomnie
- ☐ Maladie
- ☐ Fatigue
- ☐ Odeurs/ Parfums
- ☐ Motion
- ☐ Fatigue des yeux
- ☐ _______________

Mesures d'allègement

Médicament	
L'eau	
Sommeil	
Exercer	
Autres	
Autres	

Notes: _______________

Livre de bord de la migraine